口述援疆，白衣传承

主　编　郭永瑾　唐红梅

副主编　顾斐雯　李若洋

中国协和医科大学出版社

北　京

图书在版编目（CIP）数据

口述援疆，白衣传承 / 郭永瑾，唐红梅主编 .—北京：中国协和医科大学出版社，2023.1

ISBN 978-7-5679-2151-1

Ⅰ.①口… Ⅱ.①郭… ②唐… Ⅲ.①医疗队—工作概况—新疆—文集 Ⅳ.①R197.8-53

中国国家版本馆CIP数据核字（2023）第017634号

口述援疆，白衣传承

主　　编：郭永瑾　唐红梅
副 主 编：顾斐雯　李若洋
责任编辑：高淑英
封面设计：刘戈宁

出版发行：中国协和医科大学出版社
（北京市东城区东单三条9号　邮编100730　电话010-65260431）
网　　址：www.pumcp.com
经　　销：新华书店总店北京发行所
印　　刷：北京联合互通彩色印刷有限公司

开　　本：710mm×1000mm　1/16
印　　张：12.5
字　　数：160千字
版　　次：2023年3月第1版
印　　次：2023年3月第1次印刷
定　　价：68.00元

ISBN 978-7-5679-2151-1

编者名单

主　　编：郭永瑾　唐红梅

副 主 编：顾斐雯　李若洋

编　　委：马志波　克里比努尔·阿布都热依木

吕叶辉　汪　菁

学生记者：陈　诺　韦亚宁　周紫宜　陆徐凡　李建博

孙知渊　朱佳怡　马　达　柴智斌

夏依玛·买买提吐尔逊　凯赛尔·艾山

阿尔曼江·阿不都热合曼

阿卜杜乃比·伊米提

序

对口援疆是国家战略，是中央推进实现新疆经济社会发展与长治久安总目标的重要举措。2018年，上海市委书记李强率上海市代表团在喀什考察时指出，中央把对口援疆的光荣任务交给上海，是对上海的信任，更是上海义不容辞的责任和使命。上海历届市委、市政府坚决贯彻中央的决策部署，应其所需、竭尽所能。自20世纪90年代开始，上海对口援疆二十多年来，特别是对口支援喀什四县十年来，是新疆对口地区经济社会发展最好最快的时期之一，也是各族人民得到实惠最多的时期之一。

2010年3月，第一次全国对口支援新疆工作会议在北京召开，新一轮援疆工作就此拉开序幕。会议确定：全国19个省区市共同承担对口支援新疆工作任务。其中，上海市对口支援地区从原来的阿克苏地区移驻到喀什地区的莎车、叶城、泽普和巴楚四县。与之前的援疆工作不同，新一轮对口援疆工作“要将先进的观念理念和新疆的实际相结合”“要把援疆建设的目标与当地经济社会发展的目标统一起来”，这是全方位援疆，包括资金和技术，也包括人才、理念等。由此可见，援疆的任务之重、资金之多、范围之广、力度之大前所未有。

新一轮援疆工作启动后，上海援疆干部全面贯彻落实党中央、国务院关于对口支援新疆工作方针，在当地党委、政府的统一领导下，结合当地实际开展援疆工作。第一是坚持以当地百姓的实际需求为导向，把解决各族群众最迫切、最急难的问题作为工作重点，开展对口援疆工作。第二是着力推动当地经济发展，增强自我发展自我进化能力，把喀什地区的资源优势与上海的产业、科技、人才、管理等优势相结合，增强当地经济社会可持续发展的能力。第三是注重硬件支持与软件扶持相结合，不仅是援助资金和建设项目，更是要形成经济援疆、干部援疆、人才援疆、教育援疆、科技援疆协同推进的新局面。对口支援喀什四县十年以来，上海先后派出 4 批 842 名干部人才“接力”援疆，累计实施援疆项目 1300 个，投入援疆资金 222.99 亿元，位居 19 个援疆省市之首。截至 2019 年底，累计帮助对口四县建档立卡贫困户 8.65 万户、36.41 万人实现脱贫。

2021 年 7 月 23 日至 2021 年 7 月 30 日，由 6 名教师以及各学院、各组织的 14 名学生代表组成的上海健康医学院“口述援疆，白衣传承”医疗服务党史宣讲团抵达新疆喀什，开始为期 8 天的服务实践活动。该宣讲团作为上海健康医学院大学生暑期社会实践团队，以“健康中国”国家战略为出发点，组建援疆医务人员访谈、急救知识普及和健康宣讲青年行三支队伍，宣传“健康中国”发展理念，通过口述实录、健康科普、党史宣讲的形式，以医学大学生的视角，走访、访谈多批次援疆医务人员，把生动鲜活的素材作为正能量传播给更多的医学大学生，传承红色基因、践行初心使命。同时号召广大青年努力成为社会主义核心价值体系的学习者、践行者、信仰者和传播者，坚持党的领导，不忘初心、牢记使命，加强党的民族理论和民族政策学习以及民族团结教育，铸牢中华民族共同体意识，做好各项工作，不断增强对伟大祖国、中华民族、中华文化、中国共产党、中国特色社会主义的认同。

新疆历史上曾是欧亚大陆交通和东西方文交流的通道，著名的连接古代东西方文明的“丝绸之路”就从这里经过。特定的地理区位，使新疆历史发展呈现出鲜明的多民族并存与融合、多种文化兼容与并蓄的特色。自古以来，新疆地区就是中国不可分割的一部分，并在中国统一多民族国家构建和发展中发挥了重要作用。

70 多年前，在中华人民共和国开国大典的前夕，新疆迎来了和平解放，历尽沧桑与磨难的新疆各族人民同全国人民一道，成为新中国的主人。五千多年来，中华精神薪火相传，世代相承，团结一心的中华儿女用不屈不挠的奋斗精神创造了一个又一个的奇迹。纵横五千年的阡陌，挟裹三山五岳的雄浑壮阔，灿烂的文化浩如烟海。跨越历史的长河，穿越时间的界限，我们的故事从这美丽的西域大地开启。

唐红梅

上海健康医学院党委副书记、副校长

2022 年 8 月 25 日

目　录

上篇 · 沪疆情谊　口述援疆

下篇·行走南疆　实践所想

上篇

沪疆情谊　口述援疆

援疆医疗人员对医学院大学生寄语

首先，大家要记住不忘初心，作为医学院大学生来讲，医学院大学生的初心就是为老百姓看好病，让老百姓健康长寿，这是最实在的。其次，“做人要正，为人要诚，做事要实，要多学习”。要不断地学习，不断地进步。最后，希望你们能不负党和国家的期望，能够在生活和学习中乐于奉献，敢于担当，勤于思考，勇于进取，敬佑生命，护佑健康！

——熊肇明

希望你们能成为一名好医生，一名值得患者托付、信赖的医生，而“值得托付、信赖”这几个字需要好好去嚼一嚼，它们对我们的职业生涯至关重要，需要用一生去努力达到。在你们行医的过程中，可能会有各种各样的困难，你需要做很多选择，但希望在你退休的时候，不留遗憾，问心无愧。坚持自己的理想，坚守底线，不忘初心。

——辜臻晟

对于医学院大学生来说，第一，一定要学好专业知识，打好业务基础。第二，就是要有大量的实践，要多下临床，总结经验，趁着年轻多去看看患者，实践出真知。第三，就是要多看书，看各种书籍和专业期刊，学习吸收前沿知识，实践中不容易遇到的疑难杂症在专业期刊上都能见到，有了丰富的学识做基础，才能更好地服务群众，回报社会。

——马剑英

对于我们年轻的大学生而言，无论你学的是什么专业，无论于公于私，对这份职业一定要保持足够的尊重与敬畏，因为我们接触到的都是一条条鲜活的生命。

——孙彦隽

青年强则国家强，一定要珍惜大好时光。习总书记指出现在是百年未有之大变局，新的时代就是新的机遇，青年要有好的奋发向上的思想，敢于担当，乐于奉献，不仅仅是口号，要从语言里得到感悟，化为行动，为老百姓为国家。最后送给大家一句话：想好要做的事，做好想做的事。

——吴韬

对于在上海接受医学教育培养的学生，尤其是喀什定向培养班的学生，我想说既然接受了东部发达地区的先进理念，还有医学教育水平技术，那你们不光是要把这种医疗技术带回去，更是要把这种医学教育理念贯彻输入给家乡的人民。只有这样发展医学教育，才能真正打造出一支带不走的医学人才队伍。

——高成金

在医疗器械、生物医学工程此类专业上，作为我本职的领域和专业，我想提醒学生们，一定要综合发展，将医工跟信息化紧密结合；还有就是在临床上要系统地去熟悉医疗的整个业务流程，这点是很重要的。

——查佳凌

我觉得以后从事的不论是不是与你们现在所选的专业有关的工作，最重要的就是坚持，一件事坚持干下去总会有所收获的。坚持广泛深入地学习，不能一遇到困难就退缩，要学会解决问题。坚持地把一件事干下去，总会在这个领域有一席之地。

——方赛峰

对于大学生西部计划或是将要投身于西部支援计划的同学们，我想说年轻人应该有一个去服务西部群众的经历。你们年轻，参与了十分有价值的对口支援工作，不仅增加阅历，增长才干，还能培养你们的责任感与使命感。有过这段难忘的经历，对你们今后的发展都会有很大的帮助。

——何国跃

学医很艰苦的，要耐得住寂寞，耐得住枯燥。还得把基础知识学扎实，把技能学好，因为以后临床都是实打实的，混不过去的。

——陈麒

医学，特别是基础医学的解剖、生化、病理等这些都要靠积累。你们一定要耐得住寂寞，要花大量的时间去学习、去研究。要有一颗耐得住寂寞的心，因为我们所学的确实是为了人类的健康。

要建立自信。虽然学医很难，但是学成之后是受益终生的。有了这样的信念和自信，无论多大的困难都能坚持下来。

——周赟

医疗行业，它和我们很多其他工作不一样。实际上，大家上了临床后，就能体会到无论是医生还是护士，都是比较辛苦的。但我们作为医护人员，从医的初衷就是：不光只为自身的生存问题做考量，更要秉持医者仁心、救死扶伤的情怀，只有这样才能把我们的医疗服务工作做到极致。

——杨满

我认为现在医学生的培养周期还是比较长，大家还是要沉得住气，在最开始的时候，一定要多看、多学、多问、多做，每到一个地方轮转，就要先搞清楚这个地方或者科室是干什么的，要在去之前了解清楚，带着问题跟着老师进行工作，多提问可以提高学习的效率，不用害怕问题幼稚或者层次不高之类的，不懂就要多问。

——陶晓明

从“小桥流水、轻风细雨”的南方到“大漠孤烟直，长河落日圆”的西北，为了积极响应上海对口援疆的工作，一批批来自上海各个领域的佼佼者牢记使命，努力拼搏，无私奉献，充分发挥自身能力，为新疆喀什的医疗和教育等领域都做出了巨大的贡献。本篇将主要跟随医学院大学生们一同走进13位援疆医生和1位援疆教师的援疆故事。

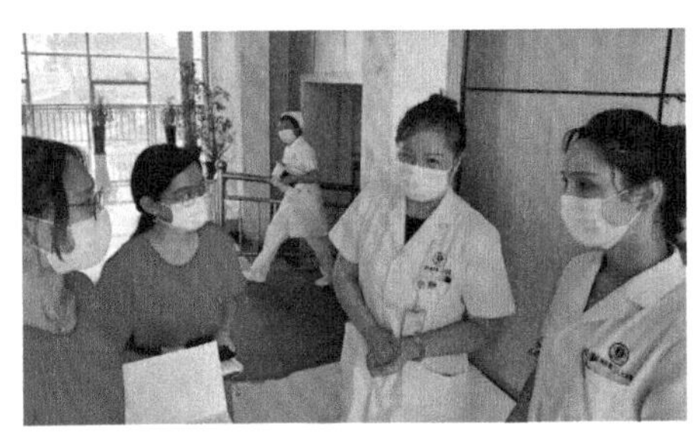

★大学生们在进行采访

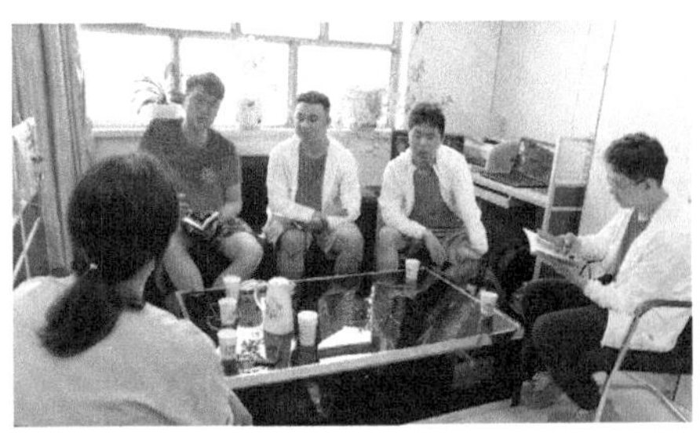

★与医护人员座谈

第7批援疆：2010年8月至2013年12月，上海市共选派 125名 援疆干部，在援疆前方指挥部的带领下，按照上海市委、市政府“规划为先，产业为重，民生为本，人才为要”的援疆方针，开启了上海对喀什的第七批援疆工作。在医疗事业的援助领域，第七批将主要从“勇于开拓，真诚奉献”的熊肇明、“功成不必是我，功成必定有我”的辜臻晟、“笑谈人生，‘医’路高歌”的马剑英、“淮南为橘，淮北为枳”的孙彦隽4位援疆医生的故事引入，从医疗事业援疆中的个体见证到第七批援疆队伍集体不惧困难，拼搏奋斗的精神缩影。

第8批援疆：2014年2月至2017年1月，上海市共选派 159名 援疆干部，传递着援疆的火炬，开启了第八批援疆。在医疗卫生领域，援疆医生们在前人的工作基础上，协助喀什二院顺利通过三甲医院评审、举办一系列国际化学术会议、有力地助推了上海对口的莎车、泽普、叶城、巴楚四县的医疗发展。第八批将主要从“一次援疆路，一世援疆情”的吴韬、“至诚为道，至仁为德”的高成金、“恪尽职守，走好‘信息化’道路”的查佳凌、展现着“螺丝钉精神”的方赛峰、“传承奋斗，展现使命与担当”的何国跃5位援疆医生的亲身经历中，一同见证喀什二院的成长，一起见证喀什地区医疗事业的巨大进步！

第 9 批援疆：2017 年 2 月至 2020 年 1 月，上海市共选派 170 名 援疆干部人才，开展了以“提高精准度、突出长效性、注重规范化”为主要宗旨的第九批援疆工作。在第八批援疆医生的奋斗与努力下，喀什二院已成为当地的三甲医院，但第九批中医专业技术领域的援疆医生们并未因此有所放松，而是以更高的标准对科室的发展进行着新的规划，以更长远的眼界进一步推动着当地医疗水平的发展。第九批让我们将目标聚焦在“大爱无疆，牺家为国”的陈麒，跟随着他走进喀什二院中药科室的发展与人才培养进展。

第 10 批援疆：2019 年 12 月至今，上海市共选派 169 名 援疆干部人才，开展了新时代的第十批援疆工作。从“教学相长，让思想与技术共同提升”的周赟、“医者仁心为本，倾我所学之能”的杨满、“勇担责任，引领援疆新思想”的陶晓明三位援疆医生身上，我们可以看到白衣援疆之路的接力者们都在传承着前几批队员们的勇于担当、积极作为的奋斗精神，不辱使命，势必在新时代作出援疆新成就！若说医生是治愈人们受伤的肉体和灵魂，那么教师就是在为平庸的肉体引导着正确的思维方向，孕育出有正确思想的灵魂。我们有幸采访到第十批援疆教师姚磊，让我们一同从他的故事走进整个援疆支教的团体。

熊肇明：勇于开拓　真情奉献

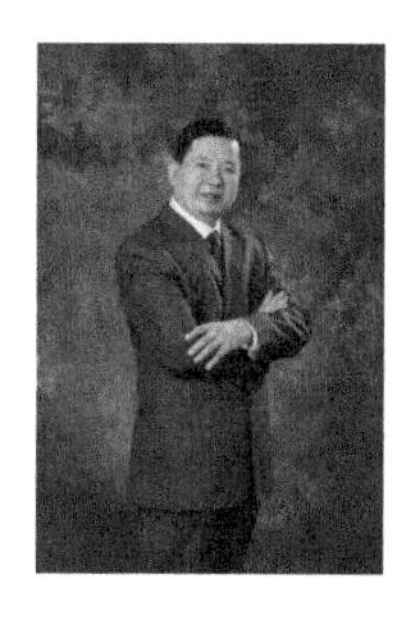

采访时间：2021 年 6 月 11 日
采访地点：上海市第十人民医院
采访人及撰稿：
李若洋　上海健康医学院艺术教育中心教师
周紫宜　上海健康医学院医学检验技术专业 2019 级本科生
陆徐凡　上海健康医学院生物医学工程专业 2019 级本科生

简介：熊肇明——上海市第十人民医院普外科主任医师，高级战略管理师（一级），医学学士，医院管理硕士。曾任上海市第十人民医院院长助理、喀什地区第二人民医院党委委员、副院长，现任上海市第十人民医院医院管理办公室主任，上海市科技评价与评审专家，上海市品管圈评审专家，长三角医院联盟医联体专业委员会委员。从事普外科工作三十余年，熟练掌握普腹外科常见病、多发病的诊治，尤其擅长肝胆胰外科良恶性肿瘤的诊治，在肝癌、胆囊癌、肝门部胆管癌、胰腺癌、门静脉高压症等方面有较丰富的临床经验，并有独特见解。发表专业及管理论文 50 余篇，SCI 收录论文 2 篇。作为常务副主编出版论著一部。主持和参与上海铁路局、上海申康医院发展中心、上海市科委的专业和医院管理课题多项。获上海铁路局科技进步二等奖 1 项、三等奖 1 项。先后荣获医院最佳青年医师、最佳副主任医师、科技先进个人、上海铁道大学教学工作先进个人、第六届上海市“银蛇奖”提名奖、上海市卫生系统世博工作优秀个人、上海援疆指挥部优秀共产党员、上海市教卫系统党委优秀共产党员、2009—2011 年上海市对口支援和合作交流先进个人、上海市五好家庭、新疆维吾尔族自治区第七批省市援疆先进个人并记二等功、上海市人力资源和社会保障局记大功一次、全国对口支援新疆工作先进个人等荣誉。

共产党员勇担当　义无反顾喀什行

周紫宜： 熊院长，您好，我们是上海健康医学院的大学生，十分感谢您能百忙之中抽出时间接受我们的采访。您是一个普外科专家，为什么会选择援疆？

熊肇明： 欢迎你们的到来。作为医疗专业技术人员，当我听到新一轮援疆工作需派45周岁以下，必要时可放宽到48周岁的普外科腹腔镜专长的医学专家时，我想自己作为一名共产党员，普外科腹腔镜又是自己的专长，尽管已47岁，应该有所担当，于是毅然向组织报了名。随后领导谈话时，我的态度十分坚决，表示若组织同意可随时应召。不过当时的谈话都是作为医学专家去的，时间是一年半，我没有过多的考虑，很快做好了爱人、父母的工作，尤其我是独生子，我的父母已年过七十，还有一位年过八旬的岳母。当时居住在我家的父母双亲听到这个消息时，霎时都愣住了，但是作为中共党员的父亲很快就接受了这个事实，并且叮嘱到新疆后要好好工作，不要辜负党二十多年的培养，要我放心，二老会保重身体，等待我的凯旋。为了不增加儿媳的负担， 二老当即决定回江西老家。我的爱人也请我放心，她会把三位老人照顾好的。

周紫宜： 您是作为医院管理人员援疆的，这中间肯定有故事吧？

熊肇明： 是的。我没有想到的是2010年8月16日到市委党校培训报到时，发现名单上我被市委组织部任命为喀什地区第二人民医院副院长，我当场愣住了。待缓过神来，随即给医院领导打电话询问这是怎么一回事，医院领导告知他们也不知道，家人更是一无所知！这时我不知如何是好，其实到现在中间的过程我仍不知。后来我就想这个事情怎么去跟家里人讲呢？到时候家里人还认为我就是想做官呢。再说，我爱人要照顾三个老人，时间又是三年多，压力可想而知。后来我也没办法，在培训结束的路上给我爱人打电话，告诉了她这个消息，我说要到新疆三年。她一听，什么情况啊？当时就把电话给挂了。一回来，我爱人就很不高兴，对我不理不睬。第二天一早上班，我找到院长，我说从我个人来讲这个担子确实是有点重，况且我一点思想准备都没有，尤其是家属肯定难以接受。院长说给我有三条路选择，第一条路是不去，第二条路先去，再跟组织部谈，看看一年半以后能回来吗？第三条路就是无条件执行。我说事已至此，第一条、第二条都不考虑，唯一的选择是第三条，我既然是共产党员，就得无条件地服从。当天院长、书记就到我家去向我爱人作了解释，并对我在疆期间老人看病等事宜做了详细的安排。说实在的，我在疆三年多，申康医院发展中心的领导和医院领导都给予我家无微不至的关怀，在此深表感谢！

周紫宜：您在疆三年多，家里肯定遇到不少困难吧？

熊肇明：困难肯定是有的，其实最大的困难是我没想到 2011 年 11 月我爸患肺癌开刀，我回来一个星期，当时我还在下乡呢。我堂弟给我打电话，他说我爸吐了一口血，然后就去拍片子。因为我们县医院的一名副院长是我中学学长。他当时在现场，我就让他接电话看片子。我问他说这个片子像什么？他说看上去像是肺癌，要不先消炎再说。我说既然是这样，马上把我爸送到上海去开刀。我第二天就赶回来了，正好在上海还有一些事情要联系。当时我们党委书记是肺科的著名专家，领导们也很关心，我爸到上海直接就住院了。书记还问我要不要请外医院的专家来做，我说有你们在，我相信你们，不用请外面的专家。能开刀就开，无法开刀也没办法。因为自己是外科医生，深知每个医生都会尽力的。所以当时就把我父亲交给他们了，到现在都十年了。那次我在家里面住了 5 天就赶回去了，后来全是我爱人照料的。

条件艰苦直面对　规划先行是关键

周紫宜：我们作为医学院大学生认为医疗援疆很有必要，您作为第七批上海援疆医疗队的领队，喀什二院的院长，您肯定有很多经历与我们分享，想问问您当时工作生活上有什么困难吗？

熊肇明：我们是援疆的第七批，恰逢国家实施新一轮援疆的开启，上海援疆工作原本是在阿克苏，2010 年开始转到喀什，可以说一切都是从零开始，无论是工作上还是生活上，困难肯定大的。工作上对喀什地区的医疗卫生总体情况、喀什地区第二人民医院的现状等必须尽快了解和掌握，并做出援助规划和推出切实可行的具体举措。还有医疗队的队员都是来自上海市知名医院的专家，有的还是著名专家，队伍如何管理也是摆在我面前的一个重要问题。生活上由于喀什地区少数民族占绝大多数，尤以维吾尔族居多。很多人不会讲普通话，只会讲民族语言，交流上存在困难，其次民俗风情不了解，最后是干燥少雨的气候等。

周紫宜：您当初给援助喀什二院规划的目标是什么呢？

熊肇明：当时就是想，我们上海有四十多家大型三甲综合性或专科医院，卫生援疆是上海的优势，因此我定的目标是把喀什二院建设成为“全疆技术最好的医院之一”，但要实现这个目标，三甲是首要目标，当然这个目标之后也实现了，是 2015 年 5 月挂牌的。

周紫宜：您对实现援助喀什二院规划的目标推出的具体举措有哪些？

熊肇明：首先是搭建一个平台，援疆医疗队的队员有限，涉及的学科不多，为了使上海援助的叶城、泽普、莎车和巴楚 4 县的医疗专家共享、医疗资源共享，切实做到医改的分级诊疗、双向转诊，那这个平台就是医疗联合

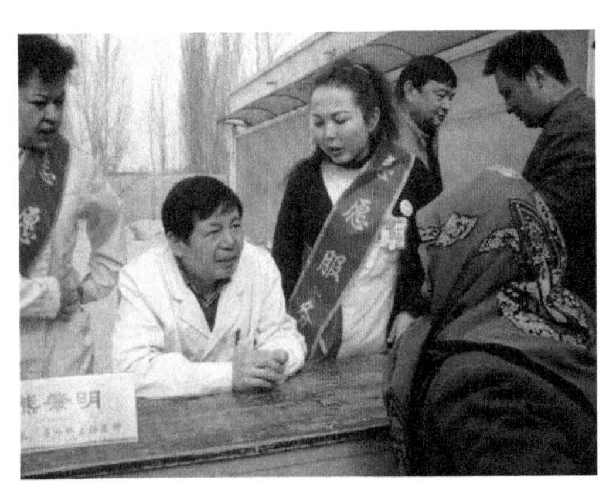

★义诊中的熊肇明

体。2011 年初在上海过春节，指挥部开了一个座谈会，我说今年最重要的任务就是成立医疗联合体，要把上海的医疗资源共享。二院有的学科没有援疆专家，对应 4 个县医院学科有援疆专家，二院可邀请其定期指导，同样二院的援疆专家也可以去支援 4 个县，还可以搞培训等。那个时候春节大概是 2 月份，回到喀什，我就把医疗联合体的章程、协议、管理办法等，全部都编写好。我们 5 月 9 日就把这个医疗联合体成立了，这是新疆第一个医疗联合体，可以说是开疆拓土。

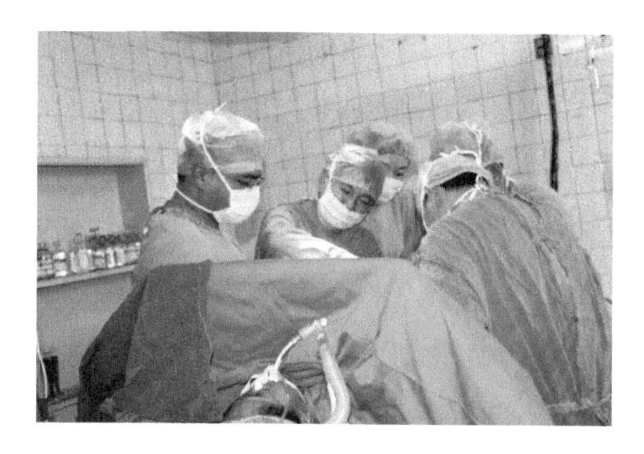

★手术中的熊肇明

熊肇明：其次要利用好援疆医疗队所有的队员，要把援疆专家的作用发挥到极致，留下一支带不走的队伍。我们当时要求：外科系统导师制，内科系统查房制。通俗讲外科系统导师制就是师傅带徒弟，当时我想，你在这里一年半，就带一个徒弟，就盯着一个带，带他查房，带他门诊，带他手术，一年半下来应该差不多可以出师了，下一轮再换一个。然后内科系统是要学这个专家诊疗的思维和过程。一个病通过哪些手段来确诊，确诊了以后又需要做哪些治疗，目前国际、国内的进展是什么？内科医生是要学到这些东西。所以我说内科系统要查房制，查房制就是我要让学科所有的医生都能接收到你的信息，否则怎么提高呢？我就是要求他们一个星期大查房一次，有空还要讲课，还要到门诊出诊。专家有时要去下面 4 个县会诊。还有其他地区的，他们知道我们上海专家在，有些还是很知名的专家来，所以都会来叫他们去会诊，全疆都跑的，这样也吸引了一些新疆其他地市的患者到二院来，二院的知名度和影响力亦有所提升。当然，还有其他举措，这里就不多说了。

熊肇明：刚到喀什二院的时候，有人跟我说待3年回去就算了，你不要把它当一回事，只要把时间熬过去了就可以了，然后安安全全回家就好了。但我真的不是这么想的，现在想来有些豪言壮语。我说："如果像你这样的心思，我就不来了。我既然来了，接了这个任务，我希望你3年以后再来看这个医院，如果没变样，那我白来了。如果你那个时候来给我点个赞，我就心满意足了。"真的3年以后，我做的承诺已经实现了。我说我没有忘记诺言，现在讲就是不忘初心。

五个中心齐建设　全力以赴创三甲

周紫宜：喀什二院当时是二甲，为什么您执意要喀什二院申报三甲？

熊肇明：新疆幅员辽阔，上海对口援助的叶城、泽普、莎车和巴楚四个县距离喀什市最近的都有两百多千米，而且那个时候还没有高速公路，从喀什到最近的那个县，开车要一个上午，最远的要350千米，而到乌鲁木齐则要1500千米。喀什地区常住人口有450多万，仅喀什第一人民医院一家三甲医院，急难重症患者如何救治？喀什二院综合实力的提升刻不容缓！2010年恰逢"十二五"规划之年，当时我就与地区卫生局的领导沟通，要求将喀什二院的功能定位为三甲，纳入区域卫生规划，但真正要由二甲直升到三甲行列谈何容易！

周紫宜：三甲医院要求还是很高的，确实不容易，你是如何开展创建工作的？

熊肇明：这就要从几个方面来讲了，学科建设、科教、信息、硬件、管理、人才等。

熊肇明：首先是学科建设，这就是实质的内容。当时在规划中的具体举措就有一家上海的医院对口援助喀什二院一个中心，共建设十个中心，分阶段实施，我先打造 5 个中心。为此，上海市委、市政府、卫生局、申康医院发展中心及相关医院领导多次到喀什调研，时任上海市分管副市长沈晓明明确提出上海卫生援疆的目标是把喀什二院打造成为南疆医学高地，对口的 4 个县的孕产妇死亡率、婴幼儿死亡率和传染病发病率要降低，提高人均期望寿命，即“三降一提高”，并多次召开会议，最后确定了中山医院对口心血管疾病诊治中心，华山医院对口神经疾病诊治中心，仁济医院对口消化疾病诊治中心，红房子医院对口妇产科疾病诊治中心，肿瘤医院对口肿瘤中心。2012 年 5 月 11 日在乌鲁木齐举行了“沪疆教育、卫生合作共建签约仪式”，上海 5 家医院均是相应学科的临床医学中心，援助力度之大，这是援疆史上绝无仅有的，也是上海卫生援疆优势所在！通过援疆专家的努力和上海后方的大力支持，截至 2013 年年底，喀什二院心血管内科、消化内科、神经外科、产科成功成为自治区卫生厅重点专科。除原全科医学住院医师规范化培训基地，新增大外科、大内科、妇产科、儿科、检验科、影像中心、神经内科共 7 个住院医师规范化培训基地。

熊肇明：此外是科研建设。他们之前科研几乎是零，要实现这个零的突破，我就找地区科技局的领导，希望在地区层面给予喀什二院相关支持，在援疆专家的指导和帮助下，2011 年内分泌科就获得了一个地区科技局的课题立项。后来有了这个基础，我又让他们申请了一些地区的课题。还有经指挥部领导的协调，上海市科委单列了一个西部开发科研项目，仅限上海援疆专家申报，这样可以解决两个问题：第一个是上海专家有了自身的发展空间。第二个是可以带动起喀什当地的科研水平，是互惠互利的。关键是三甲需要，没有科研硬指标就要扣分了。而且这是省部级的课题，又不一样了。所以这样一来科研也以可以提上来。

熊肇明：然后是信息建设。他们当时收住院可以不看门诊的，就直接住进去，说明它的信息互联互通程度是很差的。像我们上海，你没有门诊，没有挂号，根本就不能办住院的，还有 PACS 系统、HIS 系统、LIS 系统亦

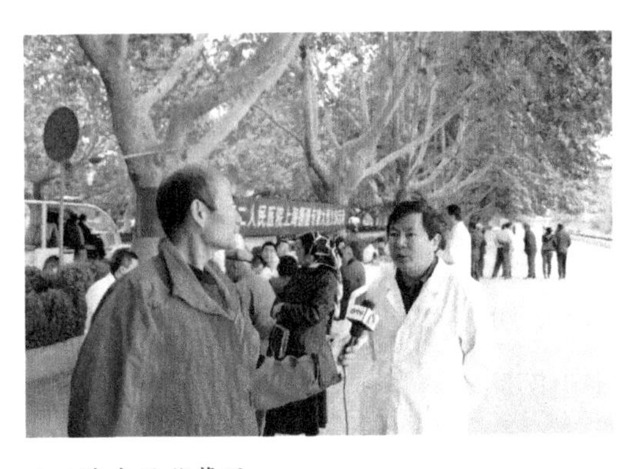

★义诊中的熊肇明

各自独立，信息孤岛现象严重。除此之外，他们没办法查文献，所以后来我们给设立了一个知网查资料的账户，一年两万块钱就基本解决问题了。没有这个平台，怎么叫医生去写文章。这是搞基础建设的。然后我们当时上海建立了远程会诊中心，不仅可以由上海专家进行会诊，还可以在这个平台进行培训。之后我们把整个信息化全部推倒重新做，据悉，2015 年喀什二院率先通过国家信息安全等级保护第三级测评，成为全疆信息安全建设的示范医院。2016 年通过国家卫计委电子病历应用等级六级评审（单体医院最高级）。

熊肇明：还有人才培养，除了外科导师制，内科查房制，我认为还要进行研究生的培养。为什么要研究生培养？三甲还是有一定的学历要求。那时候二院是有几个研究生，可都是课程班的，这怎么算？基本也是从零开始的。引进又引进不了，你培养出来的人才又跑到乌鲁木齐去了，你说怎么留人？所以我后来就去找指挥部说能不能让一个大学专门针对喀什地区二院或医疗联合体来招研究生，哪怕在职研究生也是可以的。他们就想到复旦大学医学院，然后请复旦大学领导调研，复旦大学领导再到教育部去把这个项目批下来的。我们是历史上第一个这样搞的，招了三届，总共 57 个人，这也是援疆史上独一无二的。这样最起码能让他们学历结构有所改观。另外就是用走出去请进来的这种方式做了一些人才的培养，如优秀学科带头人培养计划、优秀青年培养计划、优秀护理骨干培养计划。目的就是希望有人能挑大梁，不然老是靠我们去挑大梁，无法建成一支带不走的队伍了。我们还定期进行培训，请上海老师过去讲课。喀什二院也有全科医师、住院医师规范化培训基地，我们也给他们进行指导。还给他们建立了实训室，可以练习腹腔镜、心肺复苏等。这些设备全部是由援疆资金新购置的，对他们培训有很大帮助。还有经常办技能大赛，像医护技能大赛，每年医疗联合体都举办一次的，我都坐镇的，这样下来技能水平不提高也难。

熊肇明： 在基础建设和设备方面，援疆三年多，上海累计投入 6500 多万元支持喀什二院的综合病房大楼建设(4.9 万平方米)和急需设备的配置;其中“上海（喀什）临床医学中心”设置在喀什二院即将全面竣工的综合病房大楼内，建筑面积达到 2700 平方米，综合病房大楼竣工后，将大大改善喀什二院的就医环境，并将成为喀什二院医疗联合体的诊疗基地、教学基地、科研基地、培训基地，为喀什二院的后续发展注入了动力。还动员上海社会各界捐赠了 250 余万元的手术设备、仪器、耗材等，其中援疆专家为所在科室与派出医院或慈善机构牵线搭桥，共计捐赠物资、设备及耗材等价值人民币 86.25 万元。

陆徐凡： 那在过程中有没有碰到比较艰难的事情?

熊肇明： 那就是心胸外科的建设，当时还没建立独立的科室，只是普外科里面的一个小组。然后我就想，为什么当时我也要强调二院必须要申报三甲?因为患者，如果在喀什治不了的话，就必须要飞 1500 千米到乌鲁木齐去看。你想想看新疆就一家三甲医院行吗?

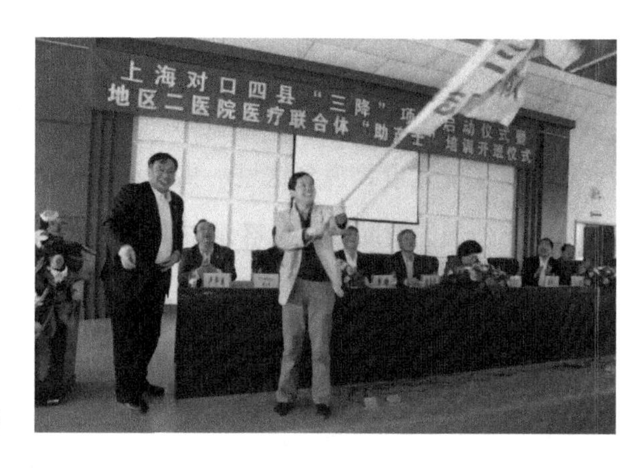

★助产士培训班开班会授旗

熊肇明：然后三甲评审标准就必须要有心胸外科。由于当地孕妇很少会进行产检，导致先天性心脏病就比较多，所以必须要建设心胸外科！2011 年五一节回来，心胸外科这件事就要落实到位。5 月 1 日回来，我们就开始商量派哪个医院的团队过去。当时喀什二院有一个分院，是刚刚装修好，那里面什么都没有。手术室设备是放了一点，但是也不能满足我们的要求。后来他们弄了四间手术室，我就想把心胸外科放在那里。我回来之前就跟他们讲，要把科室人员配齐，这是第一；第二，病区要求打扫干净，病床全部到位；第三，患者赶紧筛查好。

熊肇明：上海这边一回来我就和陈总联系好的东方医院的刘中民院长见面，说明了一下情况，希望能够得到支持。而且任务确实很艰巨，什么都没有，设备能不能帮忙弄一下。刘院长说没问题，我就让随行的老蔡把设备清单交给刘院长，他马上叫设备科人员到办公室，说这些设备 5 月 10 日以前必须到喀什。

熊肇明：我当时很感谢他，到时候这个钱会打到医院，该需要什么手续，后面再补给他们，他这个都答应下来了。我 3 号就赶回喀什了，第二天就到分院去看了。你猜看到一片什么景象？一片狼藉。我一气之下，立马坐车找到办公室主任，召开紧急现场会议。我说今天心胸外科医生、护士必须全部到位，病区卫生搞干净，病床等相关设施及患者所需物品明天到位，各个部门的应急预案 5 号之前全部弄出来，筛查好的患者 10 号以前通知入院，分工明确，责任到人。之后设备到位了，东方医院就派工程师 10 日去喀什帮忙安装，16 日就开始第一台手术。半个月时间，成立了一个心胸外科，这绝对是上海速度！说到这里，我特别要感谢东方医院刘中民院长及其团队，没有他们的帮助就没有喀什二院心胸外科的今天！

熊肇明：到 6 月 1 日，医院这一批开了 31 台先天性心脏缺陷的手术。这些孩子都没有并发症，全部安全。我当时天天守在手术室，紧张啊，就一个患者，心脏 3 次复苏才成功，真是有惊无险。后来 6 月 1 日，还搞了一个集体出院仪式。要不说其实你做过事才知道，万事开头难。并且这31个小朋友的手术都是免费的，因为我们拉了万科集团的赞助，也是减轻患者及家属的负担。

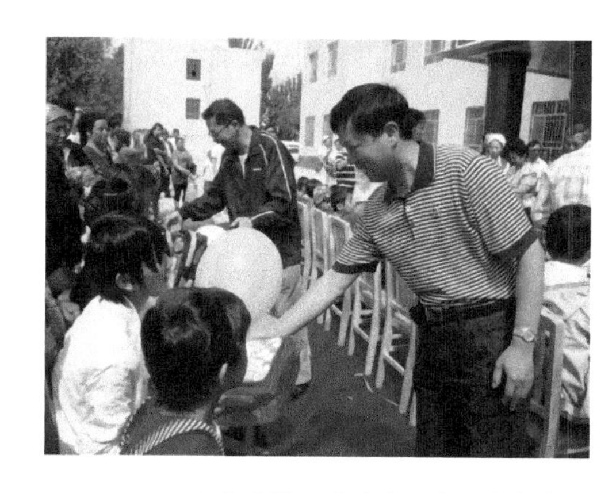

★先天性心脏病患儿术后康复出院

陆徐凡： 咱们对喀什二院真的是下了很多功夫。我们对于下面4个县有什么援助措施吗？

熊肇明： 我们对下面4个县，援助力度也是蛮大的。针对4个县卫生援疆“三降一提高”的目标，我们开展了对4个县的先天性心脏病患儿免费手术的“爱佑童心”项目，完成手术89台，还有“点亮心愿”项目，为4个县的贫困老年白内障患者免费手术910台。再就是为4个县的乡镇卫生院举办了两期“助产士”（产科医生）和一期儿科医生培训班，累计培训“助产士”（产科医生）和儿科医生近300人。援疆医疗队还深入到泽普、莎车、巴楚、叶城4个县医院开展业务培训、查房、会诊、手术、疑难病例讨论等工作，共义诊6000余人次，会诊患者近100例，手术50余台，疑难病例讨论10余例等。谈到会诊和手术，我们规定是不准拿会诊费、手术费的，最多他们派车子来接送，再吃顿饭。我们还要帮他们开展新的项目。腹腔镜援疆资金给他们买好了，但是放在那里将近两年都没有开展腹腔镜。我说你们给安排几个患者，我来帮你们开展起来，之后再派人过来进修。几百万的机器，就这样搁在那里，时间长了要坏的。患者准备好后，我就先帮他们把第一台腹腔镜胆囊切除手术做了，然后要他们派医生到喀什二院短期进修。第一台是我们一个团队下去，包括一个助手是仁济医院普外科的，还有一个胸科医院的麻醉师。因为第一台手术，要确保安全，之后县城也能自主开展腹腔镜手术了。

衣食住行须周全　安全问题摆首位

周紫宜： 除了喀什当地医疗卫生的建设，熊院长为我们队员也花了不少心思。您前期一个人先去探路为队员做了什么准备？

熊肇明： 为了队员们的安全，我要先去做准备。那时天津援疆的资金给援疆队员盖了一栋新的援疆宿舍，就是现在住的那个。大部队是十一月份去，我去了还要跟天津的同志做交接。天津的同志还是住在老地方，我第一个住进新公寓，一个人住了一个月，当时很怕的。那个时候反恐形势很严峻，面临着很多困难，还有一定的风险。我在那里就准备好了 16 根棍子，一人一根，等他们去了就都有了，就是很长的、削尖的木棍。上海也给我们每个人发了一个电击手电筒，最起码可以先自我保护一下，住的问题解决了。

熊肇明： 然后吃的问题，二院每一个房间都给我们准备了锅碗瓢盆，柴米油盐，有煤气可以自己烧。但是我们都是男的，在家里面都没干过活，后来没办法，有的时候就跑到外面店里去吃。菜场又不方便去，不能沟通，所以当时我们只能靠自己。我自己先去了解了一下周边的环境，哪里有超市？哪里有菜场？哪里有小吃？当时他们还有一个汉餐食堂，但是只提供早餐。那个汉餐位于现在的新大楼的那个位置。早餐基本上就是韭菜盒子，再弄点稀饭吃。

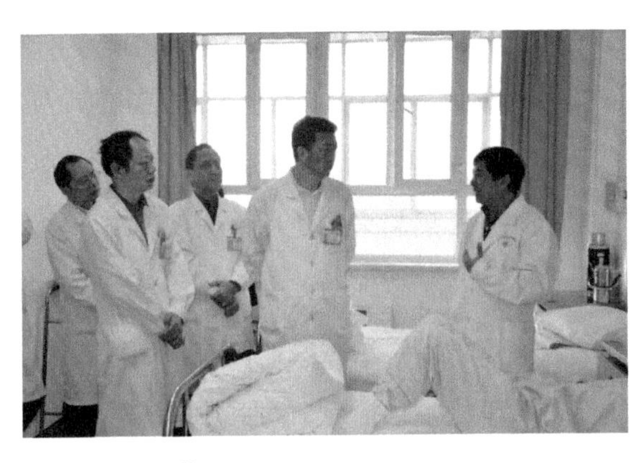

★会诊中的熊肇明

周紫宜： 说到吃饭问题，这个食堂是不是也有故事呀？

熊肇明： 这真的刻骨铭心，不会忘了。食堂是我向喀什地区行署申请的，喀什地区行署同意支付建设资金。我和院长说我们来了快两年，连食堂都没有，我们有时候到指挥部去蹭饭，有时候到外面去买面条吃，有时候自己烧一点。关键我们这些男同志，都不会烧。有时候外科系统的专家手术晚了，本身就已经很疲惫，还得自己做饭菜，确实是个问题。我想建一个援疆食堂，资金由地区行署出，援疆专家伙食费用由指挥部统一划拨，但需要喀什二院提供场地。他欣然答应，并叫上党委书记、分管副院长、后勤保障科负责人、基建科负责人和我一起去选场地，很快场地选定，他还督促基建科负责人尽快设计图纸和抓紧施工。其实这些东西都是很早就想好的，当时我看了援疆公寓旁边的自行车棚，我说把这个自行车棚移到其他地方去，就在这盖一个平房，就在楼下，解决吃饭问题。食堂盖好以后，我请的是上海的厨师，我还教他怎么弄辣椒酱。我们这个食堂盖好以后，谁过生日我们就搞个聚会，地区组织部也会送蛋糕过来。组织的关怀是很好的，包括我们上海这方面的，过年过节都会搞联欢，有的时候喀什、上海两地联欢，喀什方面指挥部把援疆干部全聚在一起，上海方面会把家属聚在一起，双方视频连线，其乐融融。所以确实离不开各级领导的关心支持，我们都很感激。

周紫宜： 熊院长也是很注重细节的。

熊肇明： 要方方面面保障大家的安全。像我们公寓的摄像头，几个角度看不到的地方。我都是一个一个去看的。你万一有什么漏洞被人家钻到了？就要出大事情。包括这个食堂，后来我们食堂建好了。我有一个摄像头，必须要对着那个窗户，防止有人爬窗户进去。为了确保安全，我们与喀什地区公安局的援疆干部保持密切沟通，公安局的援疆干部手机 24 小时不关机，保持畅通，随时联系。

熊肇明： 2011 年发生过几起恐怖事件，但经我们紧急抢救，除 1 名来院就已无生命体征外，其余8名伤员全部康复出院。

熊肇明：另外，我们还要确保所有上海援疆干部的身体健康。其中有一个援疆老师突发急性心肌梗死，在泽普县人民医院治疗，但该院无心脏介入设备，就把他送到莎车县人民医院，由援助泽普县人民医院的心内科专家护送，并由此援疆专家给他做了一下造影，显示血管堵了百分之九十，由于该援疆专家考虑到自身的技术水平和风险，就没有植入血管支架，就这样下台了，把患者放到病房去了。泽普县援疆分指挥部领导打电话汇报给唐海龙副总指挥和陈靖总指挥，两位总指挥打电话问我像这种情况要不要放支架？我说百分之九十还不放支架，那不是要他命啊！他说老熊，你赶快派人过来。我马上叫上中山医院心血管内科的援疆专家马剑英，喀什二院安排一辆救护车一路拉着警笛开过去。一到莎车，直奔县人民医院，到病房发现患者一个人躺在那里，还在那里叫痛，大汗淋漓。随即召集泽普县援疆分指挥长、泽普县人民医院援疆院长和援疆专家商讨下一步治疗方案，考虑到泽普援疆相关人员的顾虑重重，征询马剑英主任的意见，他很委婉地说："我的建议呢，还是要放支架的……超过了13个小时效果就不好了。"他讲完了以后，我当机立断，要分指挥长马上与患者家属打电话，告知患者病情、保守治疗和手术治疗之风险与优劣势，患者家属决定同意立即手术。待支架放好，手术结束已经到凌晨1点，我们两个人晚饭还没吃，因那天正好在斋月中，饭店都关门了，我和马剑英主任只能买两包方便面吃。考虑到患者的安危，我和马剑英主任还不敢回喀什，只好住到酒店里面。那天就一个晚上没睡觉，一会儿这个领导打电话，一会儿那个领导打电话来，都是问这个患者现在怎么样？其实领导们也通宵未眠，十分担心，还算幸运，这个患者后来救过来了。其实我前面做的这些工作，队员都不知道的，只有总指挥知道。

周紫宜：那这些队员被院长保护得很好，这友情也是很难得的吧。

熊肇明：我们很团结的。时任申康中心副主任的高解春到喀什二院看

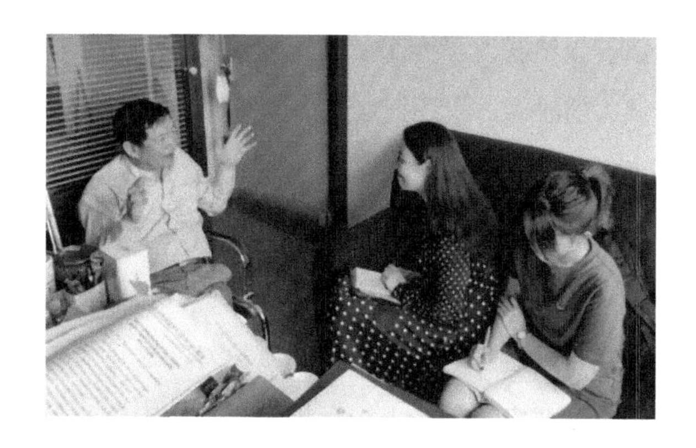
★采访中的熊肇明

望援疆专家时说，他跑了这么多年这么多地方的对外援助的医疗队，还从来没有看到有一支队伍有你们这么团结。我就开玩笑说是因为我不是当官的，所以我能够跟他们拉近距离。还有一个我能放下架子，我经常跟他们坐在一起聊天，晚上喝功夫茶。所以团结很重要，就十几个人还闹矛盾，这怎么搞得好。我们一个援疆专家突发腰椎间盘突出症，下肢无力行走，经紧急处理后好转，但需卧床休息 6 周，我们医疗队共 16 名队员，其余 15 名自发轮流照顾他的生活起居，晚上有空的队员自发聚集到他的房间与他聊天，消除他的思想负担。而他即使患病在床，仍不忘援助工作，每天打电话询问科室情况、患者情况，科室人员不能处理的事情要么电话咨询，要么亲自到他房间请教，这就是我们上海援疆！我这里故事很多，真是再讲几天几夜都讲不完。

初心不改永传承　健康之路护起航

周紫宜： 熊院长在援疆过程中有什么特别感动的时刻？

熊肇明： 对于我们团队来说有一个特别感动的时刻。那时候我写了一篇文章，解放日报开辟了一个专栏，叫两地书。两地书就是新疆喀什跟上海两地书，然后要我们写文章，我当时就写了一篇叫《致喀什地区二院援疆家属的一封信》，我当时真情实感地写了这么一封信，然后他们这个解放日报给我改了一个题目，你知道改的什么题目？《男儿有泪》。后来家属去的时候，我还把这封信读给他们家属听了，家属们还真流泪了。

周紫宜：熊院长能给我们大学生一些建议吗？

熊肇明：现在有很多人去援疆是有一些目的的，不是说很纯粹的，会寻求个人发展。大家记住要不忘初心，作为学生来讲，医学生的初心就是为老百姓看好病，老百姓健康长寿，这是最实在的。但是你要达成这个理想，是要靠我们一天一天地积累，知识地积累、智慧地积累、政治素养地积累。为什么呢？大事业不是一蹴而就的，平时都不是靠你随便说说，最主要是要靠自己。主要就是“做人要正，为人要诚，做事要实，要多学习”。要不断地学习，不断地进步。做医生是要学一辈子的，医学是一直在发展，一直有新的东西。当然了，其他工作也需要新的技术、新的知识。医学生在医学这个道路上面，科学进步很快，随着信息化、产业革命，这个变化太大了。原来是要用听诊器的，现在有好多设备都不需要，还有人工智能来给你读片，对不对？所以今后还是要不断地积累，不断地学习，才能不断地提高。

熊肇明：最后寄语医学生：乐于奉献，敢于担当，勤于学习，勇于进取，敬佑生命，护佑健康！

采访小记

转战喀什的第一年，将喀什二院从二甲提升到三甲，从风沙中手术到科室齐全，值得人民信赖。短短3年，很长也很短。

熊肇明院长作为第七批援疆医疗队的领队，担当重任，临危受命。他在喀什的3年，争分夺秒，为喀什二院建设出谋划策，绘制宏伟蓝图。从学科建设、科教信息、人才培养、基础设施、管理制度，全面地打造了一支带不走的队伍。除此之外，为广大援疆人员的健康保驾护航，为援疆医疗队队员的人身安全思前想后。熊院长与队员们的友情也十分令我们动容，在采访之后，熊院长还邀请我们一起回顾当时的照片、影片，为我们重读了一遍《男儿有泪》。大概是回忆起了当初的艰苦奋斗岁月，熊院长偷偷抹了一下眼泪。

当初熊院长的承诺，现在都一一实现了，无疑靠的是一份对于初心的坚守。熊院长将喀什二院打造成南疆医学高地的雄心壮志，激励了我们对于我国医疗健康事业的信心与决心。在熊院长身上，我们看到了担当！将自己的专业技能、管理才能、科研经验都留在了喀什。作为医学生，我们同样也应该在国家需要时，敢于冲在一线，担起时代大任，为人民服务，将人民健康、国家富强放在首位。

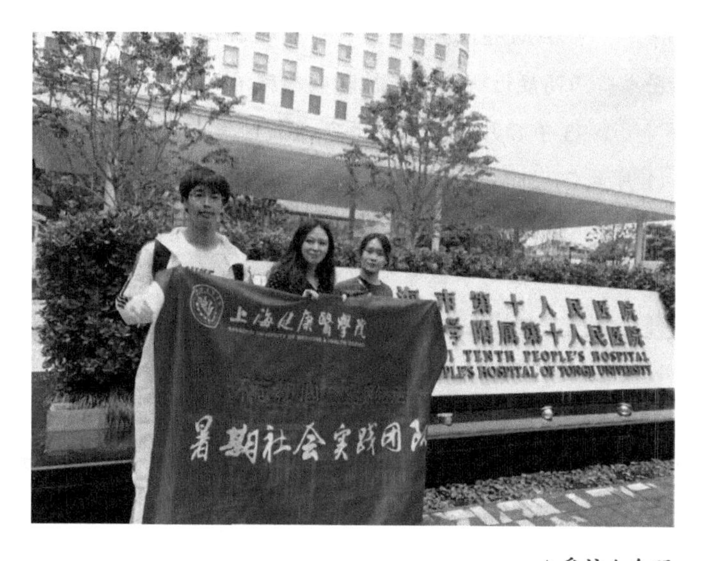

★采访人合照

辜臻晟：功成不必是我 功成必定有我

采访时间：2021 年 6 月 24 日
采访地点：上海市新华医院
采访人及撰稿：
李若洋　上海健康医学院艺术教育中心教师
韦亚宁　上海健康医学院医学影像技术专业 2019 级本科生
陈珺荣　上海健康医学院生物医学工程专业 2018 级本科生

简介：辜臻晟——中共党员，医学博士，主任医师，副教授，硕士研究生导师，上海市欧美同学会会员。中华医学会上海眼科分会视觉康复专科委员会委员，上海残疾人联合会视觉残疾康复专家小组委员，教育部和上海市科委科研基金评审专家，美国眼科学会 ARVO 会员，美国哈佛大学医学院高级访问学者，曾在 MEEI 访学。擅长角膜和眼表疾病的防治，白内障的防治，晶状体手术矫正高度近视，屈光性眼病的防治以及部分疑难性眼病的诊治。

1993 年 8 月至今在上海交通大学医学院附属新华医院眼科工作。2010 年 11 月至 2012 年 6 月作为第七批上海对口支援新疆喀什的援疆干部，在喀什地区第二人民医院眼科工作 20 个月。

现在担任两家医学专业核心期刊特约编委的工作。参加编译眼科专著两部。多次参加国际和国内眼科大会进行论文交流。以课题负责人和主要参与者完成包括国家自然科学基金面上项目、上海市科委西部开发项目、上海理工大学医工交叉重点项目等在内的 9 项科研项目，先后在国内外专业核心期刊发表论文近 40 篇，其中 4 篇为 SCI 收录论文，2 篇获优秀论文。

情系南疆 开疆拓土

韦亚宁： *辜医生您好，我们了解到您是第七批的援疆队员，请问您对当年的援疆之行还有印象吗？*

辜臻晟： 现在回顾起来应该是近 11 年前的事情了。我还记得我们去的时间是 2010 年 11 月 10 日，为什么会记得那么清楚呢，因为那次出发的时间非常特殊，那时正值世博会刚刚隆重圆满地闭幕了；其次，当时的上海市委书记俞正声和市长韩正都非常重视和关心新一轮援疆工作的推进，在我们出征前亲切地接见勉励了我们，也代表上海人民向我们寄予了期望，那时候我们是很受鼓舞的；按计划，其实真正的第七批援疆的队伍应该是 2011 年 1 月 1 日出发，我们这一批就属于提早进入熟悉情况，为后续交接工作提供便捷，虽然是第七批队伍，但上海的对口援疆工作一直没有间断，之前 10 年的援助地区是阿克苏，故而我们第七批援疆干部也是新一轮对口援疆工作中上海派出的第一批赴喀什的队伍，是开疆拓土的一批干部，对我们而言，使命艰巨而光荣。

韦亚宁： *那当初您是在什么契机之下选择参与援疆活动的呢？*

辜臻晟： 其实最初的我院援疆医生选派，我并不是第一候选人，是因为后来有人员变动，才轮到我去。我还记得当时院方领导面谈决定出行名单的时候，由于考虑到女儿年幼、父母年迈和爱人工作繁忙等家庭方面的因素，我并没有强烈地表示我一定要去，还是服从组织安排，其实我是很想去的，因为我对新疆是有感情的。我曾经短期地援疆过两次，最早的一次是 2001 年 8 月中下旬“光明行”活动，作为医疗队员参与中残联组织的对口新疆贫困地区施行白内障免费扶贫手术，当时去的就是喀什市和下属的两个县：一个是莎车、一个是巴楚。巴楚这个地方位于地震带，多地震，时不时会感觉到轻微的地震，震级强烈的时候，房子墙面还会开裂。

那时候的条件更艰苦，上厕所都没合适的地方，为了保持清洁，厕所是锁着的，小便要用木盆解决，所以我们连台做手术，早上吃饭时水都不敢多喝。那时去了一个半月，一共做了大概三四百台手术。第二次去新疆是在2004年8月底，受上海市残联和上海市卫生局的委派，到了伊犁地区伊宁市、特克斯县和巩留县，开展对口援疆“光明行”活动。那时候去了不到1个月，我是作为队长，共有四位医生和两位护士，分了两支医疗小分队，一共完成了500多台手术。所以说我对新疆是有深厚情结的，虽然我开始没强烈表示一定要去援疆，但内心告诉我这次应该去，无论从以往的经历、对新疆的熟悉程度，还是工作经验，我都是很有优势的。感谢我的爱人、我的父母和岳父母全力的支持，还有保姆的延长聘期，解除了我的后顾之忧，使我能义无反顾地选择出征。

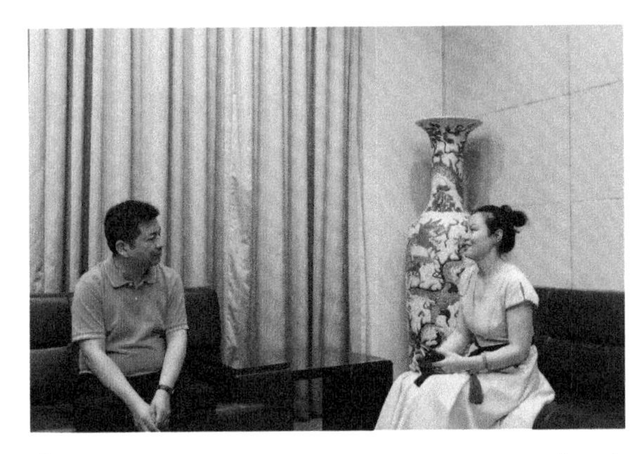

★图左为采访中的辜臻晟

万众一心　胸怀大志

韦亚宁： 那在援疆队伍出发之前，您们有没有提前做些准备呢?

辜臻晟： 我们是提前去当地考察的。当时9月份中央领导计划来喀什视察援疆工作，就需要几位医生提前进入，我就是其中4个医生之一，也在那里做了几台手术。去之前也没提要做手术，只是说进行专业培训、讲课等，后面临时安排了手术任务，因为时间比较紧迫，当时做手术的显微镜还是从神经外科借用的，还不是现在用的可以脚踏控制的显微镜，调焦

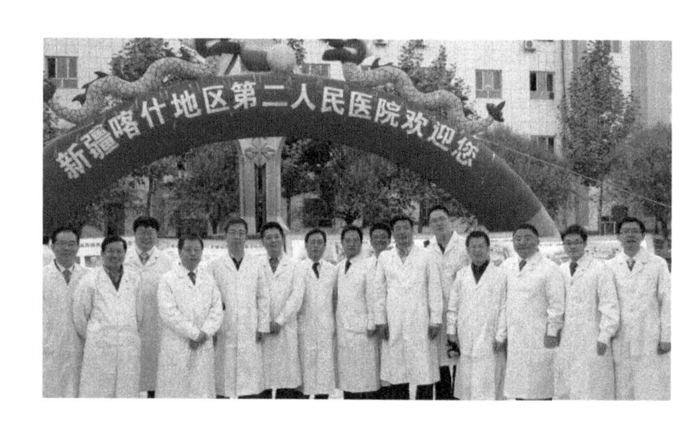

★援疆队伍集体照（左六为辜臻晟）

都需要手动调节，所以说当地眼科硬件条件是比较差的。还好有先前两次赴疆手术的经验给了我很大的帮助，最终还是比较顺利地完成了大概五六台手术吧。中央领导也对我们的工作成效给予了充分肯定。

韦亚宁：那当时的援疆队伍除了医生一行，还有其他的随行人员吗？

辜臻晟：有的，我记得很清楚，2010 年 11 月 11 日“光棍节”那天，我们 16 位援疆同志进驻了喀什二院。不久，同飞机的俞正声书记也带了上海四套班子的相关负责人，包括一些著名企业家，来到喀什二院。大家对未来 3 年的援疆工作都是很有干劲的，都是想在这 3 年里在民生方面有所作为，比方说落实就业、旧房改造、基础建设和改善交通等。当时喀什基础设施很不完善，没有高速，没有机场，我们下乡巡回医疗，开车一路都是石子，颠来倒去，我们有个书记有一次下乡都被颠出了高血压。现在再去当地就完全不一样了，巴莎公路、喀什到莎车的公路都建好了，莎车也有了机场，这些基础建设基本都在第七批援疆工作期间谋划实施的。在陈靖总指挥和闵师林、唐海龙、范利民副总指挥等几位前方指挥部领导的卓越领导下，大家工作都是办实事、求实效，扎扎实实，稳步推进。

韦亚宁：因为你们算是在喀什援疆的第一批队伍，您当时在出发之前有抱有很大的目标吗？

辜臻晟：我们 16 名医生出发的时候，各自医院的院长和书记还是很关心我们自身的安全，他们对我们提的要求不高，就是希望我们平平安安地去，平平安安地回来。因为当地条件摆在那儿，环境不安全、设施设备的落后、还有最大的问题就是观念的落后，要转变观念是非常困难的，可能会遇到很大的阻力，这是我们每一个援疆医生都会碰到的问题。但我的内心还是会有不甘，因为我以前来过新疆两次了，是有经验的，所以我还是心怀目标想要做出点成绩的。

艰难曲折　接踵而至

韦亚宁：那您刚到新疆的时候，在生活各方面还习惯吗？

辜臻晟：在喀什跟在上海的生活状态还是有很大不同的。那时候喀什周边的社会治安情况还是不太乐观的，出于安全等多方面考虑，我们的队伍里就没有女同胞，一共 16 名男医生到达了喀什二院，开始了援疆工作。那时候指挥部要求我们出门一定要结伴而行，尤其晚上最好是不要出门。喀什二院也十分重视我们的援疆工作，单独给我们建造了一栋 6 层楼的房子，每个楼面三套房，我们每人一套房间；房间里还有厨房，我们也可以自己烧饭。总的来说，住宿条件是很不错的。

韦亚宁：在您整个援疆的过程中有遇到什么困难吗？

辜臻晟：困难重重。当时喀什二院眼科只有五六名医生，床位 30 张不到，手术显微镜是与神经外科合用的手控显微镜。除了视力表，所有眼科专业检查设备几乎都没有，测量眼压也是手动的，像自动验光仪、气压式眼压计等这些最基础仪器一概没有。因为要发展嘛，我想先对科室情况有个大致了解，我就把他们这几年的手术情况都看了一下，当时一年完成手术也就 100 多台，从护士到医生的收入一般每月都不超过 1000 元，这个收入在全院基本是倒数。因为眼科是个小科室，医院也不是太重视，当时医院的重点都放在内分泌、心血管内科和外科等科室。可以说，每位援疆医生都会遇到林林总总的困难，而我们眼科所面临的困难要更多一点。另外，从事斜视和眼眶整形这一块的医生，当时还没有显微手术的要求，而我本身是做白内障手术的，没有显微镜是万万不行的。我不做斜视手术，眼眶方面也不是我的专长，我不能看着时间一天天浪费，我只能求变！所以，在药没有，设备也没有，一穷二白的情况下，我确实非常非常着急。

我遇到的另一个困难是面临激烈的竞争。当时喀什地区有两家医院，喀什地区第一人民医院和我们喀什二院。对喀什第一人民医院来说，眼科是他们的王牌，他们不仅有三层的病房，资源丰富，而且他们还是国内眼科第一流的广州中山眼科中心的援助对象，外援相当强大。所以，我们的竞争压力是很大的，喀什第一人民医院已经在当地形成了一定的学科影响力，当地百姓做白内障手术都会去一院，而不会选择来我们二院。

全力以赴　扭转局面

韦亚宁： *那面对医疗资源的匮乏，您是怎么扭转当时举步艰难的局面的呢？*

辜臻晟： 前两个月，从2010年11月到2011年春节回家过年之前都非常煎熬。没医疗设备就没有办法做白内障手术，在此期间，我也曾经与我的派出医院和科室协商能不能给一台闲置的超声乳化仪，用来做超声乳化手术，但是后面问下来，那台超乳机调拨过来有相当难度，虽然它是闲置的，但是要通过捐赠，中间流程上要走很多手续，几个月的流程走下来就浪费了不少时间，很是划不来。

后来我就跟一些厂商接洽，能不能通过捐赠或者借用的方法调设备过去，还是不行，因为各自有各自的困难。但我还是不死心，幸好那时候上天也比较眷顾，大概是在2011年年初，听说上海市慈善基金会有个项目，慈善人士捐赠了300万元要在喀什地区完成1000例白内障手术，这个慈善

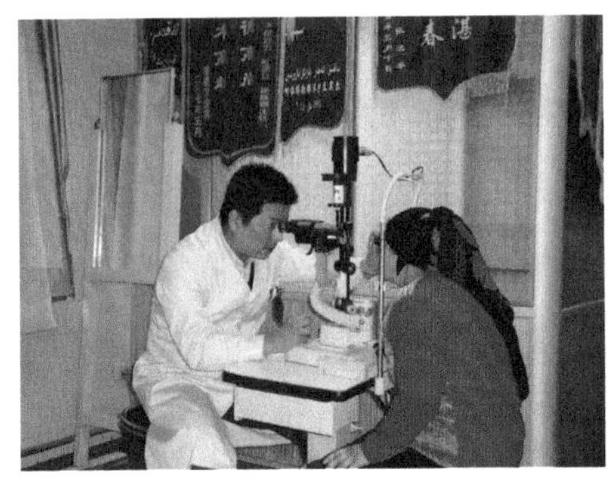

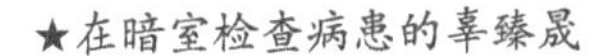
★在暗室检查病患的辜臻晟

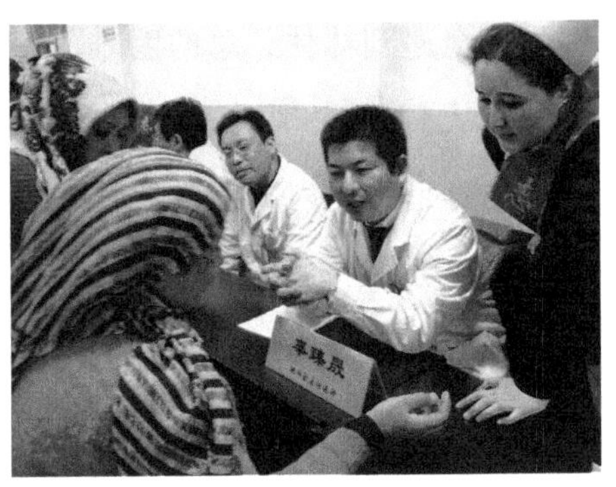

★下乡义诊中的辜臻晟

项目叫“点亮心愿”，给贫困人士做免费白内障手术，计划是分 3 年完成。我听到这个消息很开心，立刻就跟前方指挥部去争取落地。

如果要完成这个项目，简单一点的做法就是通过“空降”来完成这 1000 台手术，所谓的“空降”就是由上海派医疗队直接下去，一年做 300 台手术，三年能达到 1000 台手术的目标，但是这样对当地医疗水平的提高和专业人员的培养一点帮助都没有。既然是援疆，我们就应该留下一支带不走的医疗队，要从“输血”转换到“造血”。我们要让这个项目落地到我们喀什二院或者是下属的几个医院，通过我们援疆医生来完成这个项目，在完成过程中，去培养一批当地的眼科医生，这样才行。所以我就先去跟援疆指挥部和上海方面沟通，后来成功了。这个任务由援疆指挥部来接手实施，由我们这些派驻喀什的援疆医生去完成。

韦亚宁：那在“点亮心愿”项目实施过程中，进展还顺利吗？

辜臻晟：在项目实施推进过程中还是经历了不少困难。项目落地到了喀什，我们接下来就是要思考怎么把任务完成。项目资金是 300 万元，要做 1000 台手术，分到每台手术的话是 3000 元。3000 元的话，在上海做手术是不够的，但是在喀什是可以的，因为当地有一些新农合报销政策，再扣除一部分，还有结余，结余之后就变成了医院的创收。从这个角度，我就去跟院长谈了，这个项目对医院是有益处的，不仅可以大幅提升手术量，还可以扩大医院的影响力，喀什二院的牌子在当地也可以立起来了。

可是，假如我们做白内障手术又要收费用，设备条件不到位的话，凭什么老百姓要到我们这里做手术呢？他们肯定都先选择各方面条件都更好的喀什第一人民医院。在这种情形下，我们这个项目推进就很难了，设备也要跟着更新。所以我就和眼科主任一起找院长商量，我们相关的眼科设备，比如眼压计、验光仪、视野计，手术显微镜、超乳机（超声乳化机）这些手术配套的仪器都要配备，不然术前检查、术后随访和手术都没法做，最后院长也同意了。

但是随后的问题又来了，这么多设备调度要分步走，怎么来得及呢？我就一年半时间，第一年的任务要赶紧启动。我去联系设备科，设备科说不要着急，慢慢来，医院地区招标采购都是这个节奏，要适应这个环境。我脸皮也很厚，隔一个星期就去催一次，甚至一个星期催两次，问问有没有新的进展。有次我就直接开玩笑跟他们说，我们都是像烧开的热水一样，一团热血，你不能像小火慢炖一样老是烧不开，我们的温差太大了，这样可不行啊。而且援疆就给我们这么点时间，我们要跟上现在的这个节奏。所以当时我在喀什二院是很活跃的，医务、财政、设备、药房各个部门，想方设法去获得配合，都要亲自去跑的，也是无奈。

深思熟虑　主动出击

韦亚宁： *那么了解到您前期的准备工作很多都超越了医生的本职工作，这点您是怎么看待的？*

辜臻晟： 这些前期准备工作都是需要我去做的，并不是说“我是援疆医生，我就只做好一个医生的工作”，可以说，这 20 个月我在医生的基础

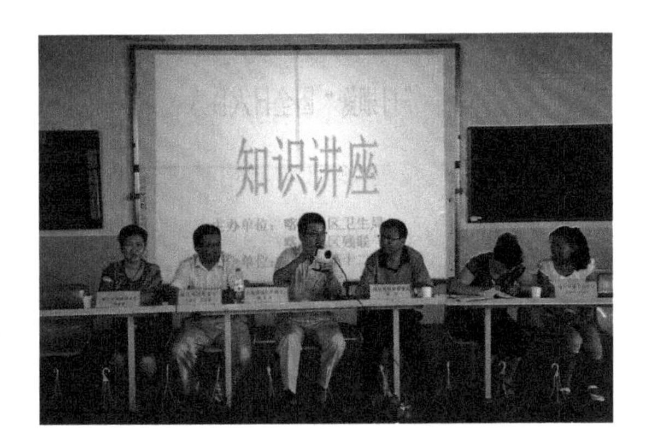

★爱眼日前夕在喀什地区十二小学普及眼科知识讲座（左三为辜臻晟）

上挖掘了一些自身的潜力，做了一些可能我一生都做不了的事情。

比如我在2011年过年期间，还联系了一位爱心企业家，他对我的支持也非常大，他捐助了一台手术显微镜，还有一套眼前节摄像系统。当然，对于企业的爱心也要给予充分肯定。于是我设法联系了上海市残疾人福利基金会、市残联的领导，通过政府组织实现企业的捐助，并通过新闻媒体进行报道，以此体现这一公益事业的社会影响。要完成设备引入前前后后还有很多事要做，如院方计划购置的设备后续还要招标，我就在网上时时关注着招标的消息，也与当地财政局负责同志多次见面洽谈，表达了我的迫切心情，才把这个事情提早，从半年多提早到两三个月之内。

又如，原来喀什二院眼科用药是20种不到，然后我就去跟药房主任反复不下10次的沟通，最后增加到了50多种药物。没有药、没有基础设备就像打仗没有子弹，那是不行的，子弹枪炮都要备好，才能顺利开展后续工作。所以我的前期工作就是这些。如果我单纯只做一个医生做的事，等着天上掉馅饼，那是不可能的，缺少的医疗资源如果不能及时到位，怎么去开展援疆工作？

韦亚宁：那么看来您的每一步工作都考虑了多方因素，您对自己开展的每一步工作都有提前的计划吗？

辜臻晟：我们援疆当然不能仅仅只考虑临床医疗，医、教、研都要考虑的。只要我想得到，我就去沟通、去协调。我不仅仅是做一个医生的本职工作，在沟通方面、人际交往方面，也都有不小的提升。我跟别人沟通的原则也是以双赢为目标。比如医疗设备的捐赠，至少是双赢，最好做到多赢。总之不单单要从我的角度考虑，还要从对方角度考虑，然后把整个事情尽量做得圆满。

每天、每个星期要做什么，我自己脑子里都要提前计划好的。所以，从设备和药物的到位，招标的实施，整个流程只走了半年。这些资源都到位之后，我下一步就要想着吸引患者了。患者为什么要来我们这里做手术，凭什么信任你，这都是问题，该怎么解决呢？我就反复跟下面每一个医生说，我们要重视我们做的每一台手术，珍惜每一个信任你的患者，做好这个手术之后，他们就是宣传员，可以帮你做宣传，扩大影响力。然后我们在这个基础上再加大宣传力度，通过报纸、电视台等媒体，通过记者的采访来宣传免费公益手术、宣传援疆专家的手术质量。这些事情都要去做，不然我们也完成不了300多台手术的任务。我记得，2011年喀什二院眼科做了800多台手术，超额完成了当年的任务指标。

同时，科室的发展也要提前计划好。科室要百花齐放，每个科室每个人都要学习不一样的专长，要有自己的专业特色。我们要先把门诊量和手术量带起来，再考虑如何稳固成果，创出特色，建立学科优势。

满腔热忱　稳步推进

韦亚宁： 在交流过程中您有提到从“输血”转换到“造血”的任务，那么在人才培养方面您是怎么实施的呢？有达到您预想的目标吗？

辜臻晟： 人才培养方面也是我们此行的重点。在我周旋买医疗设备的那些日子里，我就把要培训的医生送出去学习了，这个时间是不能浪费的，这些人要培养出来的。什么叫带不走的队伍？你得把技术教给他们，不是单纯把设备留给他们。所以前前后后我把两批接受培训的医生送到乌鲁木齐或者医疗设备的供应企业去参观去学习。通过那边集中的教学后回来，在我做手术的时候再带教他们，边学习边切磋。10 年过去了，当初我培养的医生都没走，现在还留在喀什二院。

一个科室的发展和未来道路的长远发展都要综合考虑，所以后来医院也挑选了一些骨干医生去读上海复旦医学院的研究生。后续的人才，我也得想好怎么样培养，才能发挥出他们最大的能力和潜力。如果还是跟以前一样，那我会很伤心的。近几年，我平均两年回去一次，参加二院举办的眼科交流研讨会的学术演讲，看到二院眼科正在按照我回沪之前帮助制订的 5 年发展规划逐步走向正轨，稳步推进，我很感慨也很高兴！即使近 5 年并没有派驻援疆眼科医生，二院眼科前进的步伐仍没有停歇，并在不断地开花结果。我很欣慰！

韦亚宁： *您觉得在您实施这些任务并让这些任务一个接一个实现的时候，最重要的是什么呢？*

辜臻晟： 你要有想法、肯干事、干成事，怎么去干成事非常重要。我一直都是觉得我是能把这个任务干成、干好的。所以在喀什那段时间我有干劲、有冲劲，这种状态下是不怕累不怕苦的。就比如“点亮心愿”的公益项目，前期要筛选符合项目条件的贫困患者，因为在当地，二院的影响力不够，没有足够的患者主动过来，我们只能到下面 4 个县去筛选患者。第一次我就先和科室的另一个大夫，一起下县去筛选患者，这些都是要我们主动出击，所以那年做了 800 多台手术，1/3 是

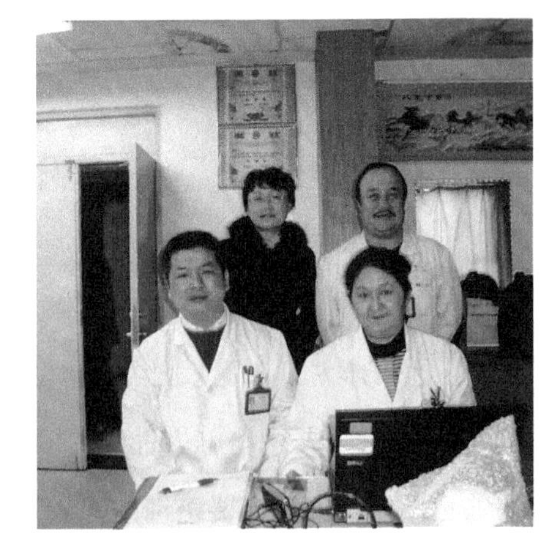

★科室内授课合影（第一排左一为辜臻晟）

白内障超声乳化手术。当时成效也很不错，脱盲率100%，脱残率92%，人工晶体的植入率是99.5%，接诊的最大患者的年龄90岁，最小的是4岁。

坚定理想 牢记使命

韦亚宁：在面对困境的时候，您是靠什么坚持下去的呢？

辜臻晟：在我工作的这几年里，真的是酸甜苦辣都经历过。因为在做抉择的时候，你想做到很圆满，同事相处融洽，又要把事情干好，是非常非常困难的，但是这些困难都要自己去克服。在困难面前，在做选择的时候，我也遇到过很多阻力。每到这种纠结的时候，我就会问我自己，我的使命是什么？我是来做援疆工作的，我是要留下一支“带不走”的医疗队的，我是要从“输血”转换到“造血”的。人生的很多事都只有一次机会，我就这一次机会，这个任务完不成，我就对不起我自己。因为前两次的援疆我已经做过输血工作了，“光明行”都是“输血工作”。“输过血”的喀什，它的基础还是这样，那我们就要思考了，难道我走的时候还是这样吗？我自认为我还是有点理想和情怀的，没有情怀的话什么也干不了的。还有就是我要感激在每个关键时刻，推了我一把的每一个人，不论是院长，还是书记，或是捐赠设备的爱心企业家，他们都在我遇到困难的时候给予了我很大的支持和帮助，我都铭记在心。

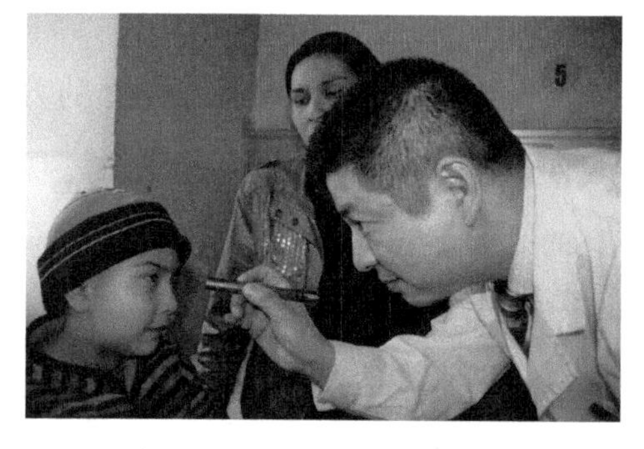

★辜臻晟在检查先天性白内障术后患儿

韦亚宁：了解到您的援疆之行困难重重，那么在您援疆的过程中，您有没有哪个时刻后悔当初自己做的决定？

辜臻晟：在援疆过程中我无怨无悔。我如果不干，那

“荒漠”永远都是“荒漠”。条件摆在那，总要有人去做拓荒者，总要有人要做搭台的那个人。既然时间把这一任务交到了我们的手里，我就应该有使命担当，我多干一点，接班的人困难就会少一点，步子就会快一点，事业是一棒一棒接续的，这就是我一直不变的想法和信念。

功成不必是我　功成必定有我

韦亚宁：就您个人而言，您觉得当时你们一行人援疆任务成功的关键在于哪些方面呢？

辜臻晟：我觉得首先在于每个人都有动力和决心，因为一直有动力在，所以才能促使你去做很多的事情，没有这个动力，那你就歇菜了。或者说当你被挫折打倒了，或者你瞻前顾后地被利益驱使了，很容易就放弃了。

当然，取得成功不仅仅是这些原因，谦让、具有凝聚力的集体也是非常重要的，我很珍惜当时集体的氛围，还有当时一起奋斗的兄弟和领导。我们 16 个兄弟感情是很深厚的，大家都是患难与共的交情，所以每年的 11 月 11 日我们都会欢聚。

某种意义上，“荒漠”也是有“荒漠”的好处，一旦改变就是翻天覆地的；如果我们去的地方已经做到一定基础了再去改变是很难的。没有这些天时地利人和的条件，换了一个环境、换了一个时间，可能我们也做不成这些事。

最后，就是一个科室、一个医院、一个团队，一定要看重集体的力量和智慧。集体的荣誉永远是第一位的，所以我们要营造好的集体，现在一个人单打独斗是做不成事的。有的时候不要把个人定位太高，你一个人跑得再快，前后脱节也是没有用。集体意识和团队精神是很重要的，当个人利益和团队发生冲突的时候，一定要顾及团队发展，当我们真正做到团队的凝聚力，就会发现这个力量是非常大的，而且一个队伍要走得长远就一定要有同一目标的向心力，不要形成离心力，不然就是团队内部能力的内耗。

韦亚宁：现在让您再对当年整个援疆任务作个评价，您有什么感想或者想说的吗？

辜臻晟：我只想说，功成不必是我，但功成必定有我。现在喀什二院眼科一改当时科室人员匮乏、后劲不足、收入全院倒数三位的颓势。眼科手术量从全年原来不足500台到现在接近3000台，手术结构不断优化，收入稳居全院前五，甚至要求分配来眼科的新职工络绎不绝；学科人才的队伍也在逐步形成，并在当地突显一定特色和优势，科研项目中论文的发表量和学术会议的发言量也在连年攀升。有的成功甚至以前都不敢想象，这些成绩得益于领导的大力扶持、团队成员的奋斗，当然也有我自身的一份执着和努力。那时候，我调动了自己的无限潜能，有目标、有干劲、有方法，天天都非常充实。

有时候，我会感慨我和新疆真的很有缘分。我还记得我小时候家住的那条路就叫“乌鲁木齐北路”，当时还不知道乌鲁木齐是什么，谁能想到几十年后，我能够多次奔赴新疆完成这么多有意义的工作，现在想起来，可能从那时起种子就在心中扎下了根。

悬壶济世　不忘初心

韦亚宁：作为医务工作者，您觉得在这个职业上应该做到什么？

辜臻晟：我们医务工作者是要有牺牲精神的。很多时候我们是要做出牺牲的，而且我们做的付出和牺牲的意义要比别人大，因为我们服务的一个人可能代表的是一个家庭，是一个群体。我们现在这个社会需要这种牺牲精神。

在我看来，物质的东西是有限的，精神的世界是无限的，物质你再怎

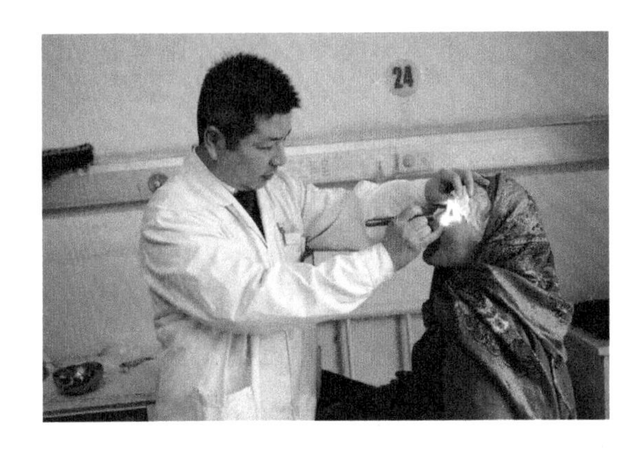

★为患者作术后复查的辜臻晟

么填都不够，欲壑难填。比如带病去值个夜班，如果你只看重工资薪酬，无限制地加工资行吗？你要想到职业赋予我们的责任是什么，如果是你的家人晚上来看病，医院里一个人没有，你会怎么想？如果值个夜班没有加班工资，你就什么都不干了吗？你就眼看着患者在那里煎熬吗？你能忍心吗？如果是你家人你会怎么办？如果是这样想，你就能做出自己的选择了。

做医生的目的是什么？如果你只是把它作为谋生的手段，或者仅仅是一个职业，这是远远不够的，因为你是一个医生，你身上的白大褂不是白穿的，是要去感受它的分量的，而不是表面看着光鲜神气的。你想要别人尊重你，你就要思考怎么做人家才会尊重你。什么是悬壶济世？就是要用你的医术来拯救患者，一方面是拯救患者生理上的缺陷，另一方面也要间接地拯救患者受伤的心灵，这就是它的精神价值所在。

韦亚宁：结合您自身的经验，您对我们的医学生有什么想说的话吗？

辜臻晟：我还记得我们那代人做医学生的时候，我们的老师从来都不讲大道理，但是他们的言行都在教会我们怎么做一个好医生，就是认认真真对待每一个患者，珍惜每一个患者，做到感同身受，换位思考。我希望我们的医学生能时刻知道你身上穿的这件白大褂的分量，在行医过程一定要有温度——具有真正的人文关怀。温度，这不是虚的概念，而是你的每一个动作，一个语言、一个眼神，哪怕是一个“请”字都渗透着对他人的真心和关切。我们接待患者，很多东西应该是发自内心的，而不是去通过教与学，和模仿别人学会的东西。

想一想，如果是你的家人、你的爷爷奶奶来看病，你会怎么做？这是要用心去做的。希望你们能成为一名好医生，一名患者值得托付、值得信赖的医生，这几个字需要好好地去嚼一嚼，很重要，需要一生的努力。在你们行医的过程中，可能会有各种各样的困难，你需要做很多选择，但希望在你退休的时候，离开业界的时候，不要留遗憾，不要有后悔。坚持自己的理想，坚持自己的底线，不忘初心，这不是一句空的话，这不是从党员的角度说的，而是从一个职业人，一个医生的角度来说的。每一种职业都有职业操守，作为医生，我们的职业操守是要高于常人的，这是我始终坚持的一点。没有这种职业操守，没有这种信仰，没有这种境界的话，真的不要做医生。

采访小记

“古之立大事者，不惟有超世之才，亦必有坚忍不拔之志。”辜臻晟医生就是这种不仅有出类拔萃的才能，也有坚韧不拔的意志的成大事者。在步履维艰的援疆任务中，辜医生始终怀抱着满腔热血奔赴在开疆拓土的道路上。发现问题，就想尽办法去解决；遭遇阻力，就全力以赴去抵抗。

辜臻晟医生克服重重困难的亲身经历，让我为之钦佩的同时，不禁想起李大钊先生的话：“青年之字典，无‘困难’之字，青年之口头，无‘障碍’之语；惟知跃进，惟知雄飞，惟知本其自由之精神，奇僻之思想，锐敏之直觉，活泼之生命，以创造环境，征服历史。”作为正值青年的我们应当有排除一切困难和障碍的大无畏精神和坚忍不拔之志。我们的前方必然会有着各种各样的困难和阻力，在面对困境的时候，我们总要以青年“自由之精神，奇僻之思想，锐敏之直觉，活泼之生命”去改变现有的局势，去冲破阻力。

无论援疆之路有多么崎岖艰险，辜医生始终在按照既定目标、按照理想使命，坚定不移地带领着同事们向明亮的前方奔跑。作为医生，却又不仅仅是医生，辜医生的果断、谋略与担当无疑对任务的顺利完成起到了极大的推进作用。但也就是这样一位处事雷厉风行的医生，在谈到双目失明的小女孩患儿也会潸然落泪，在谈到医生的职业操守与现状也会激动万分。“心中有信仰，脚下有力量；眼里有光芒，肩上有担当”的勇敢开拓者是他，“眼里有光，心中有爱，行中有善，脚下有远方”的温情医者亦是他。

在处事上刚强果决，在行医上关怀备至。这两句是我们应该向辜医生学习的方向。正如辜医生对医学生的嘱托与期望说的那样“希望你们能成为一名好医生，一名患者值得托付、值得信赖的医生”。我想不止是医生，作为在医院工作的医务人员，作为护士、作为技师，我们都应该去思考怎么样做才算是一位“好的医务工作者”，难道只是业务水平熟练，操作技术高明就够了吗？如果我们仅仅把这份职业作为谋生赚钱的手段，那就是在亵渎医者的精神，我们应该明白这份职业的精神内涵和使命，面对疾病尽力去治愈，发自内心地去关怀，去安慰患者。“好的医务工作者”这几个字确实需要我们好好地去咀嚼，也更需要我们用尽一生去脚踏实地地践行。

马剑英：笑谈人生 “医”路高歌

采访时间：2021 年 6 月 23 日
采访地点：上海市复旦大学附属中山医院
采访人及撰稿：
李若洋 上海健康医学院艺术教育中心教师
韦亚宁 上海健康医学院医学影像技术专业 2019 级本科生
陆徐凡 上海健康医学院生物医学工程专业 2019 级本科生生

简介：马剑英——复旦大学附属中山医院心内科主任医师，硕士研究生导师，中华医学会心血管病分会介入学组成员，中国医促会青年分会副主任委员，中国慢性完全闭塞性病变介入治疗俱乐部成员，亚太慢性完全闭塞性病变介入治疗俱乐部成员。每年完成冠脉介入手术近 1000 例，每年冠脉慢性完全闭塞病变介入治疗近 300 例，手术成功率在 95% 以上。承担十二五国家科技攻关子课题一项，国家自然科学基金两项，已发表文章 40 余篇，第一作者 SCI 文章 20 余篇。2009 年 2 月获得全国第十二届介入心脏病学论坛优秀论文奖励。作为重要的参与者获得上海医学科技进步一等奖一项。

个人发展：

1992—1997 年 潍坊医学院临床医学系 学士学位

1997 年 9月—2000 年 8 月 湖北医科大学（现武汉大学医学院） 硕士研究生

2000 年 9月—2004 年 9 月 潍坊医学院附属医院心内科工作

2004 年 10月—2007 年 7 月 复旦大学中山医院心血管内科博士研究生，导师为葛均波院士

2007 年 8月—2011 年 6 月 复旦大学附属中山医院心内科 主治医师

2011 年 7月—9 月　德国 UKB 医院心内科　访问学者

2011 年 9月—2012 年 6 月　复旦大学附属中山医院心内科　主治医师、副主任医师

2012 年 7月—2013 年 12 月　新疆喀什第二医院心内科援疆，获得新疆维吾尔族自治区第七批优秀援疆专家荣誉称号

2014 年 1 月至 2018 年 10 月　复旦大学附属中山医院心内科　副主任医师

2018 年 11 月至今　复旦大学附属中山医院心内科　主任医师

援疆工作　重任在肩

韦亚宁：马医生您好，我们了解到您参与了第七批的援疆队伍，您当初是出于什么原因而选择参与援疆活动呢?

马剑英：其实也没有出于什么原因。就是总归有人要去做这件事，那就我先去吧。

韦亚宁：那您当时援疆的主要工作是什么呢? 您觉得有达到预期的效果吗?

马剑英：我们当时援疆的主要目的有两个。其一是为了喀什二院的学科建设，主要是细分医院科室，为后续创三甲工作打下基础；其二是为了培养人才，主要是培养教学，我们就要教会他们什么情况应该怎么处理更合理更高效，不能我们走了之后，他们不会的还是不会，通过援疆援出一支带不走的队伍，这样可以更好地为当地老百姓提高医疗服务，这也是我们援疆的最终目的。除此之外，我们还成功召开了第一届喀什噶尔心脏论坛全国学术会议，到会学员 300 多人、手术演示 40 多例。我觉得那次学术会议还是很有意义的，很大程度上增加了当地心内科的影响力，提高了喀什二院的知名度，至今很多人一说起援疆，就想到喀什二院。

总结来说，我觉得我们对当地最直观的帮助，第一就是使得手术量翻一倍，这是实打实的数据在这摆着；第二就是医院的影响力有所提升，话

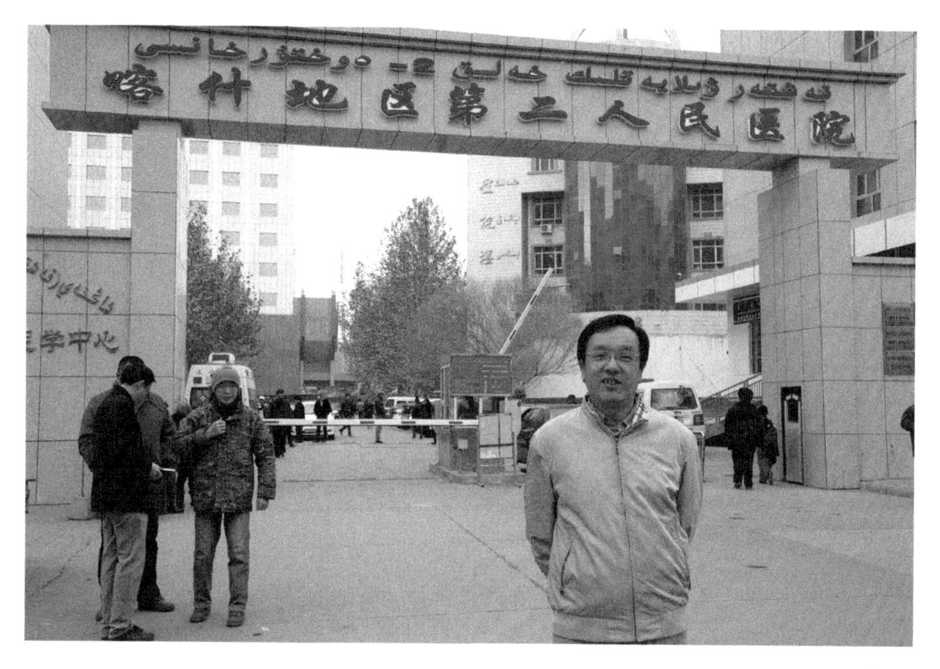

★马剑英在喀什二院的合影

语权也变大了，知名度也提高了；第三就是培养了一批当地的医疗人才、提高了医务人员的业务水平。我觉得我们是达到了预期的效果，医院里的医生也是收获到了新技能，我们跟当地医生也建立起了很深厚的革命友谊。我至今还记得，当时我将要离开的时候，瓦哈甫副院长搂着我的肩膀说："你是我最好的兄弟，有空再来啊。"虽然后面因为种种原因没去成，但瓦哈甫院长他每次来上海开学术会议都会和我联系，我们就一起去开会，一起拜会曾经援助过、指导过喀什二院的心内科专家们并表示感谢。我们之间的感情挺深厚的，我在新疆是他照顾我，他到了上海就是我照顾他。

韦亚宁：您在援疆的过程中有遇到过什么困难和障碍吗？

马剑英：还是有些困难的。第一个就是当地缺医少药的现象还是挺严重的。第二个就是当地经济条件不好，百姓的经济负担还是比较重的，所以 30 个心肌梗死患者里一般只有 15 个左右的患者会接受手术治疗，对于这种情况我们医生是真的又心急又无奈。而且由于当地的高脂饮食、少活动等不良的生活习惯，导致当地冠心病发病率较高。

另外，当地教育水平不高也导致很多百姓没有这方面的健康意识，所以为了改善当地百姓的健康意识，我们也不间断地在社区进行健康教育宣传，宣传的主要内容涉及到早期预防和健康饮食这一块，就是希望当地居民能有健康的饮食习惯和良好的生活方式，从而降低冠心病的发病率，改善生活质量，并延长寿命。

医者仁心　尽心尽责

韦亚宁：那在您援疆过程中有出现过让您印象深刻的患者吗？

马剑英：我记得有一次去莎车县会诊，有一位援疆教师突发心肌梗死。我们临时收到指挥部的消息就赶紧赶去了，到了之后，已经晚上 10 点左右，他在莎车做完了冠脉造影检查。因为他也是孤身一人在新疆，家里人又不在身边，他就不是很想做手术。虽然他目前状况还好，但是毕竟是心肌梗死，还是有一定危险程度的，我们还是建议他应该立刻做手术，一是因为他这种状态下不方便立即转回上海做手术，而且回去的路上万一出事也不安全；二是心肌梗死的抢救都是有黄金时间的，我们会诊结束明

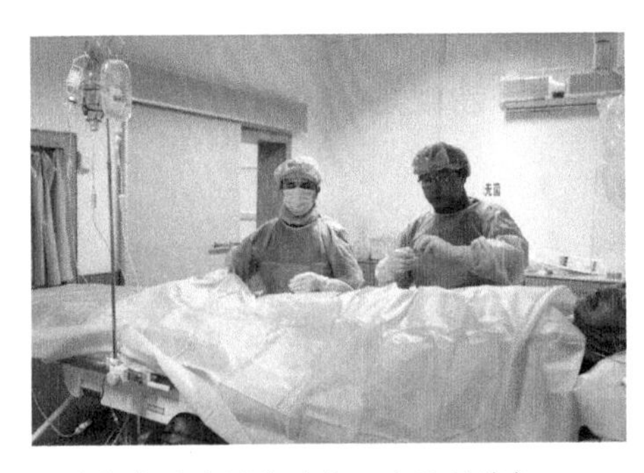

★手术中的马剑英（右一为马剑英）

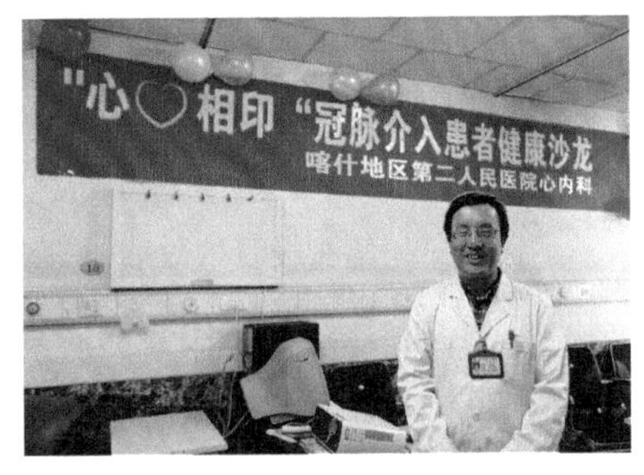

★在喀什二院进行科普宣讲的马剑英

天就要回去了，虽然他现在血管疏通了，但血流情况还不是很好，如果再突发情况，出现危及生命的病情变化，我们再赶过来至少要 2 个小时，容易错过最佳的治疗时机。

因为这位患者他是援疆教师，他的亲属都在上海，所以在处理他的问题上我们一定要负责，思考得更全面，为了打消他的顾虑呢，我们就跟他的妻子在线沟通了一下，把利弊关系都说明白了，他们商量完之后，就决定做这个手术。后来我们又向指挥部说明了这个情况，在获得指挥部领导支持之后我们就开始准备起来了，因为之前他是决定不做手术的，所以医院里的值班医生都已经走了，我们临时又打电话把大家都叫回来开始做手术。放完支架之后，情况就没那么危急了，病情也得到很好的控制。

韦亚宁：除了印象深刻的患者，在您援疆过程中有没有至今都让您印象深刻的出诊经历呢？

马剑英：因为喀什二院开了急诊绿色通道，不管急性心肌梗死患者什么时候来，都需要马上去抢救、手术，因为我就住在医院里，所以每次来急性心肌梗死的患者，值班医生都会打电话给我一起参与急诊手术。我现在还记得，我曾接诊过一位老先生半夜急诊，突发急性心肌梗死，我们立即开通绿色通道，及时把患者从急诊直接送到导管室，经过紧张的急诊手术后，患者的生命被挽救回来，经过一周的住院治疗后恢复得非常好，以至于患者出院一个星期后，他就像正常人一样，说话声音洪亮，行走自如，而且抱着外孙女到医院来感谢我们。他的女儿是喀什电视台记者，为此还特意来采访我，当时我有点受宠若惊，我只是在平凡的岗位上做

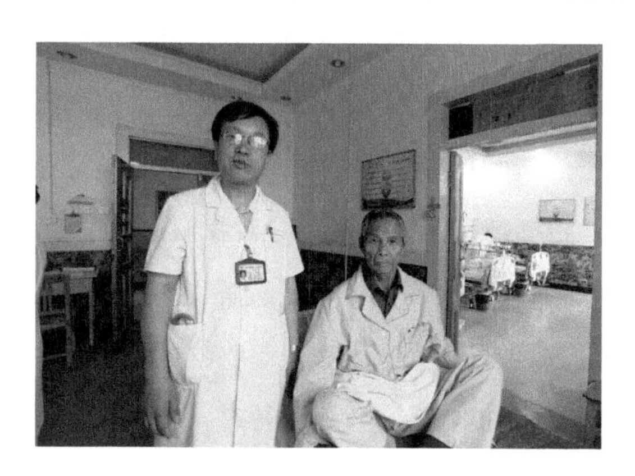

★马剑英医生与急诊患者合影

了所有医生应该做的事。

心内科的急诊绿色通道就是这样，不管患者什么时间来，我们都要立即去积极抢救、不能让患者出事，患者有什么困难就要想办法帮他解决，随叫随到，救死扶伤，做医生就应该这样。还有一次我印象很深刻的是在柯尔克孜州医院，这个医院离喀什大概 70 千米，有一天半夜里，一位患者心跳很慢，做外科手术需要放置临时起搏器，但柯尔克孜州医院是新开展心脏介入手术的医院，当地的医生可能对心脏介入不是很熟练，临时起搏器做了很长时间也没到位，他们副院长半夜打电话请我们去现场指导，接到消息之后我立马就出发了，我还记得那次我是半夜 12 点开车从喀什出发，凌晨 1 点钟到了柯尔克孜州医院就立马去导管室，待手术结束之后就已经凌晨 2 点多了，那次我印象很深刻，因为当时回来之后宿舍门都关了。

随心所欲　邂逅温情

韦亚宁：当初您选择参与援疆项目的时候，您家人对您援疆的举动是一种什么态度呢?

马剑英：我的家人对我援疆是充分支持的，在我援疆过程中，虽然家庭遇到很多困难，但他们没有为这些事情打电话让我回来解决，也没有为此对我诉苦，他们都自己想办法解决了。我真的很感激他们，没有他们的支持，无论如何都很难完成任务的。在援疆的一年半的时间里，他们特意来新疆看了我两次，有一次正值新疆比较紧张的时候，他们还是义无反顾地过来看我，让我感动不已。指挥部和医院援疆领导对我们也很关心，担心我们饮食不习惯，还特意单独招了一个厨师。为了缓解我们思家的情绪，指挥部也会定期地组织给我们过生日，大家聚在一起吃吃饭聊聊天，也算是我们工作之余的休闲活动吧，还挺快乐。我还记得有一年中秋节的时候，我还吃到了医院领导从上海带来的大闸蟹。

韦亚宁： *我们了解到您援疆之旅历时一年半，在这一年半里您生活得还习惯吗？*

马剑英： 最初肯定是有些不习惯的，但获得了指挥部、当地医生、当地居民多方的帮助，所以后面也就习惯了。在当地待久了，我也体会到当地人是十分淳朴善良的，有什么说什么，他们对医生是十分信任的，就比如当遇到令我们无能为力的患者的时候，他们也会坦然地接受，很少会出现因信任不足而引发的医患关系。我还记得有一次我们几位援疆医生一起去参观当地的班超古城，当地人得知我们一行人都是援疆医生，特别热情地表示不用买票，让我们免费参观。他们十分感激我们在当地救助了许多人，所以用这种很朴实真诚的方式回报我们。

苦中作乐 历练自我

韦亚宁： *您觉得援疆之行对您自己有什么改变吗？或者您在这次援疆之旅中有什么感悟吗？*

马剑英： 我觉得我变得更能吃苦了。因为我们援疆是从 2012 年 7 月到 2013 年 12 月，我相当于感受了新疆的一年四季。夏天的喀什白昼很长，晚上 11 点才黑，早上 5 点天就亮了，非常干燥，经常一个月不下雨。当时我们刚去的时候还是非常热的，空调还没有安装，生活还是比较艰苦的。当地风沙也很多，桌面上经常会落一层黄沙；冬天大雪很多，到了 10 月份 11 月就开始下大雪，一旦下大雪就开始封城，飞机也起飞不了。那时候就会遇到很多麻烦，比如山上有患者，就无法救治。这种时候也会经常发生塌方，我们有时候去别的地方会诊时遇上塌方会被困住，就回不来了，必须把路障清除才能走。

我还记得我们第一次见到沙尘暴的时候，我们还特意爬到了楼上的阳台，看到天边一大片都是黄色的沙土，铺天盖地，能见度非常低，呼吸都有窒息的感觉，行人都用围巾捂住口鼻。还有，我们有一次早上查房，看到病房的吊灯晃啊晃，甚至晃得咣当咣当的响，我还没反应过来那是地震，当时感觉很害怕，就感觉楼房都要歪了，再后来经历的多了就习惯了，再看到吊灯晃啊晃得就很淡定。苦也是真的苦，但我也真的得到了很多教育，也算是锻炼了自己。

良师益友　后辈可期

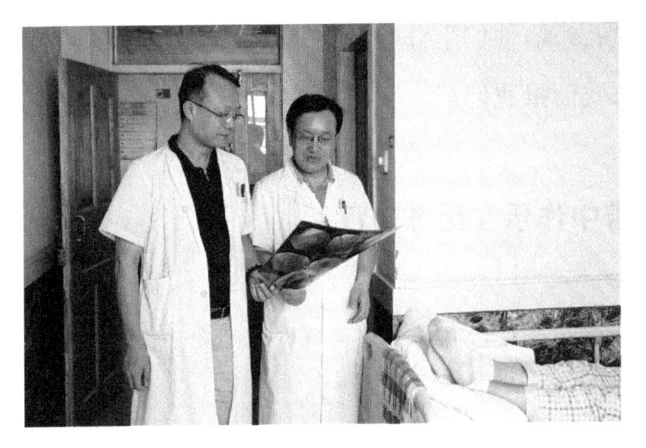

★与同事讨论病情的马剑英（右一为马剑英）

韦亚宁： 从您身上我感受到了一位医者应有的责任心与使命感，请问您在援疆事业培养人才的过程中，对后辈们的表现有什么评价呢？

马剑英： 我在援疆过程中曾带过几个医生，一个叫阿力木江·阿布力米提，非常上进，他后来自己又进修学习，有很大的进步；一个叫谢静，很刻苦很努力，后来有机会还来到我们这里读研究生，学成之后又回到了喀什二院。一个叫阿布力米提·加马力之前是做心律失常方面的工作，我们指导了他几次，他的业务水平提高很快，后来有几次出差我们还遇到他了。因为我们在一起工作了一年半，这一年半里我们在技术上给予他们帮助，他们也在生活上给予我们帮助，有时候他们过年还会邀请我们一起去吃饭，我们之间的感情是很深的。我走了之后有一段时间有的学生每个星期都给我发消息，现在他们遇到什么困难和学术上的问题也会来找我分析分析，他们确实也都挺努力的，成长得也很快。

韦亚宁：您对即将踏入医学服务行业的医学生们有没有什么想说的话？

马剑英：对于医学生，我觉得：第一，一定要学好专业知识，打好业务基础。第二，就是要大量实践，多下临床，总结经验，趁着年轻多去看看患者，实践出真知！第三，就是要多看书，看各种书籍和专业期刊，学习前沿知识，实践中看不到的疑难杂症在专业期刊上都能见到。有了丰富的学识才能更好地服务患者。

采访小记

整场采访下来，让我印象最深刻的是马剑英医生无论是在讲述援疆之旅中的艰辛往事还是暖心故事，都是面带着笑意从容不迫地娓娓道来。我想，或许这就是一个在心内科界从业多年的医者具备的职业习惯与医者素养吧，无论是面对复杂的病例、还是艰辛的挑战；无论是面对寻求帮助的患者、还是充满困难的世界，马医生始终在以一种“世界以痛吻我，我要回报以歌”积极乐观的人生态度面对世界。

作为未来在医院工作的我们来说，马医生身上的这种由内而外散发出来的乐观和豁达无疑是我们应该形成的一种心理素养。在医学这一门特殊的学科上，我们能从病魔手中抢回患者珍贵的生命，感受到家人重逢，其乐融融的人间喜态，为每一位患者和家庭带来“生”的希望与美好，但医学也并非是灵丹妙药，我们会看到许多许多饱受病魔摧残瘦骨嶙峋的患者，我们也会看到许多生离死别、“白发人送黑发人”的人间悲剧……在这样压抑沉闷的氛围里，就需要我们有着极高的心理素质，首先我们不能在负能量里消耗自己，但又要保持住医者怜悯之心，不能逐渐形成对生死的漠视；与此同时我们要尽可能的快速调整自己，保持像马医生那种乐观和豁达的心态；如果能做得更好，那就保持温柔，在病魔伤痛营造出的压抑氛围里撕出一道裂缝，让善意与希望洒向每一位患者心头。

在马医生讲述他的出诊故事的过程中，他也多次表达出医者的职业素养，就应该是治病救人、救死扶伤，无论所处环境有多恶劣，当我们穿上这一身的白大褂，就应该肩负起白大褂所承载的重量，牢记医者的职业素养与使命。学好专业知识是我们学生的职责所在、多下临床实践与患者多接触是医学生踏入行业的第一步、多看书籍与专业期刊，学无止境则是我们身为医者往后余生都应该做到的。在以后的学习和生活中，我们一定会紧记这三句“箴言”，传承医者精神！

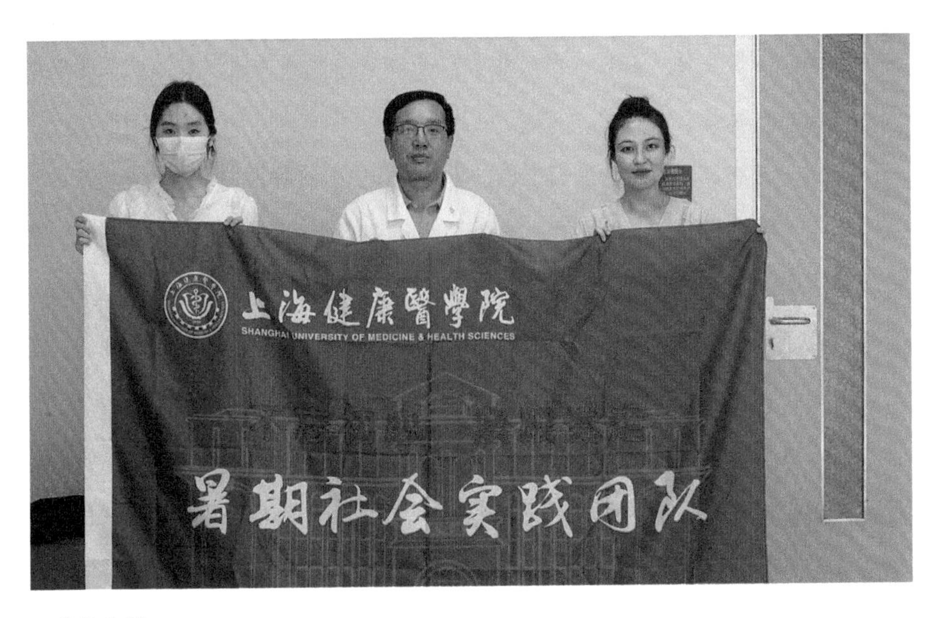

★采访合影

孙彦隽：淮南为橘 淮北为枳

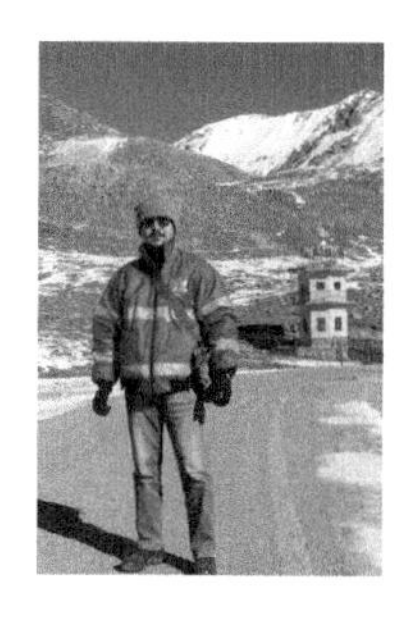

采访时间：2021年7月2日
访谈地点：上海儿童医学中心
采访及撰稿人：
汪　菁　上海健康医学院护理与健康管理学院团总支书记
迪丽萨尔　上海健康医学院临床医学专业2019级本科生
陆徐凡　上海健康医学院生物医学工程专业2019级本科生
孙知渊　上海健康医学院护理专业2020级本科生

简介：孙彦隽——中共党员，博士，主任医师，上海交通大学医学院附属上海儿童医学中心心胸外科。

2012年7月7日到新疆喀什地区第二人民医院心胸外科开展为期一年半的援疆工作。援疆期间任喀什地区第二人民医院心胸外科行政副主任，全面负责并加强心脏外科常态化手术的工作体系建设，建立并完善了本专业临床诊治和护理规范流程。在继续推动先天性心脏病患儿慈善手术的同时，率领科室人员共完成儿科和成人心脏手术80余例，疾病复杂程度与手术难度有显著突破，开展了低龄、低体重患儿体外循环和心脏缺损修补术；低龄幼儿复杂先心根治术；心脏缺损微创封堵：二尖瓣＋主动脉瓣双瓣置换术；非体外循环下不停跳冠状动脉多支搭桥术；主动脉瓣置换＋二尖瓣成形＋升主动脉置换术；主动脉瓣置换＋冠状动脉搭桥；心脏刀刺伤急诊修补等20余种当地适宜或南疆首例的新技术。

不远万里　赴疆之路

孙知渊：您好，非常荣幸您能够接受我们“口述援疆，白衣传承”的采访。您应该是2012年7月7日去援疆的吧，也就是第七批第二轮的援疆医疗团队？我想问一下您在援疆过程中有哪些细节可以跟我们分享一下吗？

孙彦隽：是的，没错。你又提醒了我，再过5天又到了我们新的一批援疆医疗团队出发的日子了。当时出发去援疆，从一开始就令人印象深刻。我想起毛主席在肯定白求恩的贡献时称他为“白衣战士”“共产主义的战士”，他不远万里从加拿大来到中国，这其实和沪喀友谊也有相似之处，因为上海到喀什飞机5300多千米，我们之间相互援助的友谊也是不远万里的。7月7日那一天早晨，给我的印象非常深刻。我在家凌晨4点多钟就起来了，5点准时从家里出发，那时我夫人还有我母亲一起送我到上海展览中心，所有的队员都在那边集合。政府相关领导、各个队员的所属单位代表以及我的导师刘锦纷教授，也就是当时我们儿童医学中心的院长，还有我们医院党委书记江帆教授，都来送我们。这实际是个誓师大会，我一开始不太懂，后来才想到，从古到今无论什么样的大型行动，包括军队出征等，从各个方面都必须在出发前要统一思想。因此这场誓师大会，就是在出发前最后一次统一思想的教育。在出发之前的一个月里，我们进行了关于喀什当地时政形势、风土人情和文化背景的学习。虽然身边有人到新疆旅游过，但也只是到北疆，真正到南疆的最西端，真正走过丝绸之路的人是很少的，所以大家都在学习中逐渐了解了西域丝绸之路上的“明珠”——喀什。

出发当天大概是下午4点半到喀什机场，那边隆重地迎接了我们。我的第一感觉是，这空气中的味道是不一样的，上海是湿热，喀什是干热。飞机在降落的过程中，可以通过舷窗看到老城有很多土房子，而新城区有很多耸立的高楼。航程中看到从东到西的地貌变化，让我们感觉离家越来越远，离目的地越来越近，每一个人都很渺小。由于地理位置差异，喀什和上海其实是有两小时的时差，喀什的 16 点就相当于是上海 14 点。那天很热，我们先与当地同行第一次见面，之后就去了地委宾馆休息整顿，接着有个简短的欢迎仪式，然后每人吃了一碗面——新疆拌面，这至今还是我非常喜欢的美食。

第二天早晨我们 6 点就醒了，但发现天还没亮。原来当地医院是 10 点上班，因为如果要求当地同事 8 点上班的话，那时天还没亮。所以我们感受到的较大的差异就是地理和时间上的差异。这方面差异其实不算啥，没几天就克服了。其实我觉得最困难的是从小到大没有离开过家，到了这么远的陌生的地方还要工作这么久，虽然环境友善，是在祖国神圣领土上工作学习生活，但陌生总会让人有一些忐忑。

第一天给我的感觉非常不错，而且我们在路上逐渐和医疗队的各位同事都熟悉和认识了。因为我们在之前的思政教育和时政教育的过程中一起上课，下课共同探讨，所以我们这个团队逐渐地融合和团结。这并不是到喀什才有的，而是在被组织起来的共同的学习环境中，大家就自发地、相互地融合。因为大家知道到了新地方开展工作，肯定会有很多未知的东西，如何使援疆医疗队快速与本地医生能够非常融洽地开展工作，一定是要有开创性的成绩作为合作基础的。我们在那边工作，并不仅仅是简单地重复一些基本工作，而是要把东部先进的技术往西部输送，大家都明确去喀什援疆的目的，我们是一定要开展新技术、新项目，要把这件事情做好的。

迪丽萨尔：在那边你们是如何开展工作的呢？

孙彦隽：在那边的日常消费都由政府承担着，所以没有什么开销。这一年半在这里吃、住，如果一点事情都不做，这肯定是不行的，所以每一个人多多少少都有个大目标或者小目标。但你在实施、实现目标的过程中要讲究方法。有些事情想推广可能会推不动，并不是人家不想干，而是有可能他们没有接触过这些问题，或没有接触过同类的东西。因为当我一个人跑到那边去，什么东西没接触过，我也有忐忑过。我有担心，当地人也是一样的，所以只有在交往的过程中以心换心，你先做个示范，有成果了，自然大家就会跟上。大家也要看一看这个事情到底有没有效果。有一句话叫“淮南为橘，淮北为枳”，在淮河以南硕果累累的橘子，移到淮河以北就成了结不出正常果实的枳子。任何事物和技术发生跨越时空的移动或移植时，都需要有一个本土化的支持和消化过程。所以我们并不能非常机械地将技术直接移植过去，要动动脑子。

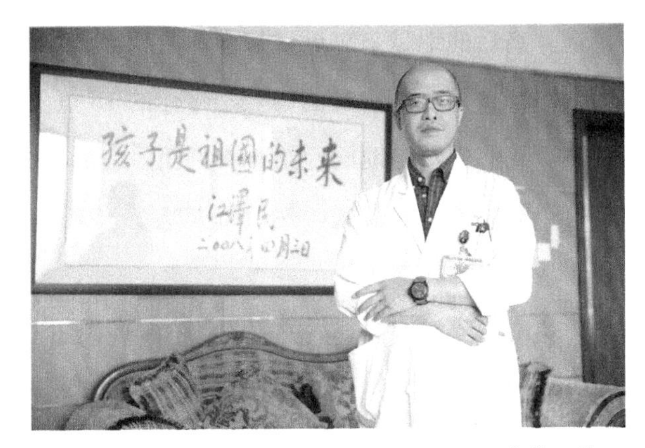

★孙彦隽工作照

在医疗队工作的这个过程中，我们每个人因为接触的专业课程和团队都是不一样的，所以我们一定要创造性地去完成一些指令，运用聪明才智。我不是说我聪明，你看我可能会做一些心脏手术，而当地的同事不会做，难道就说明我比他聪明吗？实际上我的智商和他差不多，只不过是这个专业我学过，而他没学这个专业，他才不会。那我的水平要体现在哪里呢？应该是我教会他做，那才说明我有水平，所以我会在一开始就先做给他们看。

第七轮第一批的专家到喀什以后，其实一开始工作也是很难推动的。因为当时那边的各项技术，包括行政管理等方面的部分理念还是与上海有些差异的，所以第一批专家——上海市胸科医院援疆专家蔡维民主任花了很大的精力才和指挥部、院方沟通构建了心胸外科的。大家都明白，没有哪所三甲医院是没心胸外科的，要建成三甲医院就肯定要有较为完善的科室配置。况且，当时老百姓心脏不舒服要做手术的话，得坐飞机到乌鲁木

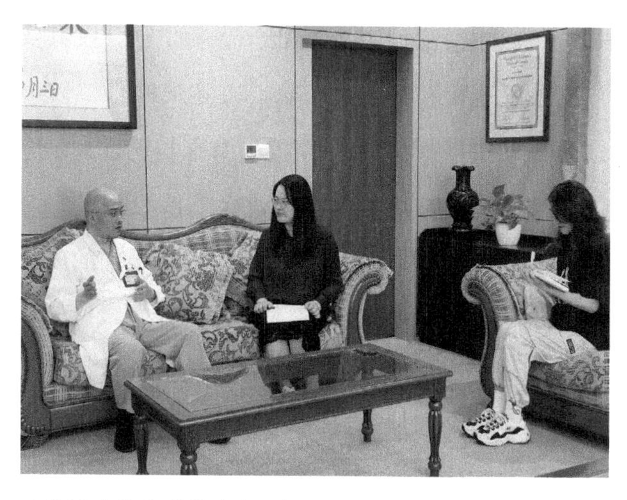

★采访中的孙彦隽（左一）

齐去做心脏手术，那边能做的医院也很少。所以我们想要将这点提升起来。第七轮第一批的专家创立心胸外科，其实就是先把队伍拉起来，先在各个专业里面挑一些好同事。他们从无到有不容易，所以我们来了之后，千万不能用挑剔的眼光去看待，而是要多考虑团队软实力的构建。我到喀什之前，科室用援疆资金购置了人工心肺机和手术器械。那光有人、有设备肯定是不够的，你还要去训练。怎么训练呢？就像军训一样。我对他们的要求就是，我做什么你们先看着，不懂一定要问，错了也不要紧。“人非圣贤”，没有人“生而知之”。当年我的老师教育我，也是花了很多心思的。有的人有可能学东西快，立马就学会了，而有的人需要坚持学。但你如果不愿意去教 10 遍，只愿意教 3 遍的话，那你手下可能确实只有 3 个聪明人学会了。可如果你再多教上几遍，便能把普通人也变成聪明人，那就有 20 个人学会本领了。所以心态一定要摆正，平等对待每一个人。当然，在与当地的患者沟通的时候，那里的维吾尔族的护士同志们是我们很重要的桥梁，我们也在工作中学会了不少维语小短句，有些话我到现在还记得。

那时，心胸外科的条件其实相比较当时二院其他科室的条件好多了，二院本部手术室很老旧，大多都是些最早地区卫校附属医院时期留下的简陋的手术室。心胸外科设在一分院，在当时的多来特巴格路（现在更名为建设路）的十九中对面，那时的一分院条件非常艰苦。在这样的情况下，二院投钱去在一分院构建心脏手术室，我们也觉得很不容易。一分院其实是原来的喀什纺织厂的职工医院，后来归并给二院，改建成喀什二院一分院。当时和我同去二院心胸外科的另一位半年期援疆专家是复旦大学中山医院心外科的赖颢教授。当时我院的刘锦纷教授、徐志伟教授、张海波教授，以及中山医院心外科的王春生教授这些心胸外科主委级别的人物都来过喀什二院的心胸外科访问、手术，他们都是本专业的行家，只要看一看病床上躺着的手术患者的脸色，就知道你在边疆开展的手术做得好不好，所以这些工作好坏都是有人来检验我们的。

经过一年半的时间后，我认为二院心胸外科这个团队已经达到了我对他们的要求了。虽然一年半的时间是教不会一个医生主刀心脏外科手术的，但是可以训练出一个良好的助手、一个重症监护的团队、一个能进行体外循环的医生队伍。在这一年半的过程中，我们专家可以把科室的医生派出去到上海市胸科医院系统地学习体外循环技术。受训的体外循环医生还有1/3的学习时间在中山医院，1/3的学习时间在儿童医学中心，后由中国体外循环学会认证，成为体外循环技术专业医生。当时除了体外循环技术是科室的短板，我们还至少要有一个医生懂重症监护，这样哪怕晚上和我们轮流值班，白天我们才能有精力去开刀，有很多基本的医疗方针都可以有序地、不间断地进行观测，这对团队的训练成熟，其实是非常重要的。

习近平总书记说过“功成不必在我，功成必定有我”。大家知道，如果有一个很大的工程，那它肯定是一段一段完成再拼在一起的。而一个伟大的工程，是百年征程，不是一天完成的，需要好几代人、好几辈人做下去。如果都求“成功必须在我”的话，就会做一些杀鸡取卵、短视的事情。如果这批专家走了，下一批专家有没有还不知道呢。但当时我和他们说，如果未来没有专家，你们这个团队也要成熟。因为有了这个平台，你们可以随时请乌鲁木齐、上海的专家来，一旦有患者，专家愿意来，有这个团队在，那这里的条件就是很好的平台了。

情急智生　全力以赴

孙知渊： 孙医师，在援疆过程中有哪些事情让您印象深刻吗？

孙彦隽： 在这个过程中确实有几件事，给我印象比较深刻，我来给你们讲讲。当时是在一分院手术，一分院以前没有中心氧气站，以前它只是一个小型的职工医院，日常工作就是出门诊，有什么问题直接转到二院。所以当时二院在一分院建心脏手术室时，在楼下面造了一个小的氧气站。这里面没有大的氧气罐，是在上面接一排氧气钢瓶，每天中午的时候，工人去换氧气钢瓶。有一天氧气钢瓶换的时间可能换早了，我们上面当时正在手术中，患者的心脏是停跳的，依靠人工心肺机来维持，它往身体里面打的血，一定要是充满氧气的。突然一下子整个氧气管道失压了，发现心肺机输送给患者的氧合血不红了，颜色变暗了。这样是不行的，人的身体缺氧不能超过 4 分钟，一旦超过 4 分钟大脑会有不可逆的损害。所以大家都急得跳脚，但我们首先要做的就是，想办法解决需要解决的问题，解决以后再去追究或者批评总结。我们当时想到，把麻醉机上的氧气瓶接口拆下来，装到体外循环的配套压缩机上，把氧气瓶打开，通过压缩机的减压，再转到体外循环机里。因为体外循环过程中，人是不呼吸的，所以麻醉机上的氧气源是可以断下来的。那我怎么知道这个事情的呢？是因为我平时作为心胸外科的主刀，个人很注重对整个团队的平衡性、团队驾驭能力的学习，以及对相关专业和设备的了解，这其实非常重要。如果你不知道你的战友在干什么的话，那你很容易变成孤军奋战，所以这个时候我请我们同期援疆的麻醉科教授把麻醉机的呼吸机氧气源转移到人工心肺机的空压机上，连在一起前前后后大概两分钟，两分钟以后，墙上氧气表的压力恢复了。工人师傅换氧气瓶的动作也很快，但其实他要在换之前往楼上打个电话，告诉我们一下楼下氧气站的氧气存量确实很少了，需要更换氧气瓶了，那样我们上面也有办法可以提前协调。结果最后把房间里的人都吓出了一身汗，但也幸好转危为安了。后来，领导打了个电话说以后一定要协调好上下，往后再也没有发生过这种事情。工人换个氧气瓶，氧气源就断开两分钟，上面就忙得一塌糊涂，所以我们每一个人都是从直接或者间接的经验上面来取得进步。以后再碰到这种事他们都知道该怎么办了，首先一个人去打电话把氧气瓶取来，其余的人在楼上也知道应该怎么操作，因为我们经过一次很无奈的、很紧迫的险中求生而发现的方法，就是把麻醉机的气源拔下来使用。这个没人教过我，是急中生智，但如果这个患者真是因为这事出现了问题的话，医疗队和二院本地团队、沪喀援助合作的成果都会受到影响，所以这种事情，如果你对外行人说，那确实是有戏剧性又十分紧张的。

还有一个是断电的故事。当时在一分院做手术，按理说医院应该是两路供电，可当时供电条件比较艰苦，是和隔壁的纺织厂小区做共线（一分院为纺织厂医院改建）。当时小区断电了，一分院也跟着断电，手术过程中也就断电了，人工心肺机断电时间长就不转了，还好心肺机自己有后备电池能帮忙顶上几分钟。这也是我为什么说天津益达的心肺机在国产里还算好的，虽说和国际大牌相比它肯定没那么先进，但你们去看，它该有的功能都有，它也有蓄电池。但电池能转多久我们无法估计也不能指望。这个时候，我们马上打电话到楼下去，下面有个柴油发电机，一分钟内，发电房和氧气房的大叔又开始帮助我们把发电机运转起来了，虽然运转后有电了，但这个电非常不稳定。于是，我就跟大家说，把所有手术室其他房间的灯都关了，除了我们这间房间里面的用电设备，其余都全部关掉，形成了供电方面的科学分配管理。你要清楚“壁虎断尾巴是为了保命”，柴油发电机的功率肯定不会很大，不足以支撑我们整个手术室的供电。所以我马上让他们打电话给其他科室，希望他们把不致命的手术延后择期进行，等于今天上午马上要接下去的手术先全部停掉。幸好当时同样设置在一分院的神经外科、骨科非常配合，把一些手术都推后了，以确保我们这台手术做下去。等到我们手术快结束的时候，就看到黑咕隆咚的大楼里，只有一间房间开着很可怜的灯，大家坚持把手术做下来，就像是摸黑手术。等到手术结束，时间其实也不长，大概一个多小时手术，把核心步骤都全部做好了。心肺机可以停了，那就不怕了。没电的时候，输液可以用点滴的方式、患者的呼吸可以捏皮囊的方式来克服，援疆专家们每个人都是自己有一套的。

通过断氧气、断电的这两件事情，锻炼了团队主动的战斗意识和创造性解决问题的能力。我觉得每个人都应该知道，如果有这种情况应该如何群策群力。况且从医生职业道德来说，毕竟是手术台上的生命，你得首先保证他的安全，这是你今天工作的基本核心内容。后来问救护车司机大叔才知道，原来喀什这里经常断电，但医院断电也是很少见的。更没想到的是，隔壁小区贴了停电告示，但没贴到医院前面，还是要感谢楼下的柴油发电机，救了我们的手术。所以这两件事情其实给医院也是很大的一个触动，也是我们援助实践的两个生动案例。

迪丽萨尔：工作中除了两件事，还有和患者有关的故事吗？

孙彦隽：有一个小朋友，是二院本院的医务科主任带她来看的，她是塔吉克族的小朋友。她正好是一个法洛四联症，即肺动脉狭窄、室间隔缺损、主动脉骑跨和右心室肥大，也就是说她心脏同时有 4 个问题，没办法通过狭窄的肺动脉将足够的血运输到肺脏进行正常的呼吸生理活动，她回乡经过某一高海拔地区会觉得呼吸困难。当时医务科主任问是否能做，我说可以。后来 2012 年国庆节之后进行了手术，手术进行前我们也开了好几次会，毕竟复杂先心手术还是需要把所有事项都交代准备完全的。现在，做过这个手术的小姑娘现在已经很大了，她爸爸时常还会给我们发她的照片。

还有一个故事，当时是 2013 年 12 月 31 日要回上海，但在 12 月 30

日，我开了最后一台急诊手术。12月29日，一个咳嗽且呼吸急促的小姑娘到了二院儿科来就诊，医生听到心脏有杂音就给她做了心脏彩超，彩超室一看，左心房有个巨大黏液瘤，已经有点把二尖瓣口给堵住了，出现了功能性二尖瓣狭窄的症状。当时儿科也有上海儿童医院派的援疆专家刘坚主任，他一看就说，这个患儿不能按照儿科的呼吸急促来治疗，这是心胸外科的患者，是要做手术的心脏病患儿。于是马上和我讲，这个手术一定要做掉。当时第二天就要回去了，但我想了想，这是一条生命呀，救人重要。因为我们一走，下一批专家要春节以后才能到。所以当天就急诊手术，手术很成功。当时2013年，手机的功能还不发达，也想不起来要多拍拍照记录下来，现在想想照片真是拍的太少了。

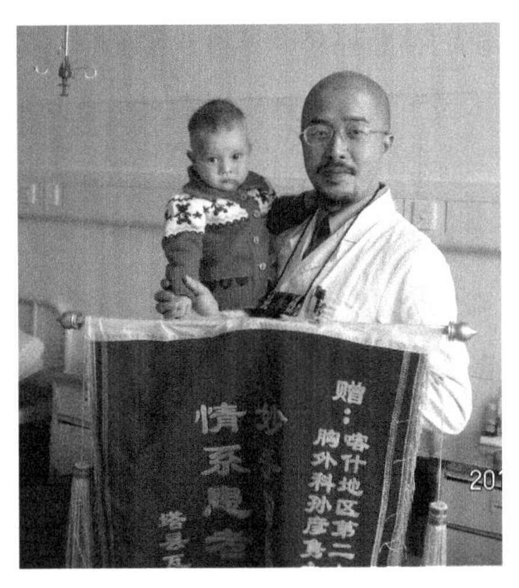

★孙彦隽与患者合照

不忘初心　砥砺前行

迪丽萨尔：孙医师，您对于我们的医学生，未来援疆路该怎么走，有什么想说的吗？

孙彦隽：虽然说在援疆工作中碰到了许多的困难，但是现在再去回看当年，那些碰到的困难，其实都是一次次很好的经历和经验，它会变成你生命中的一部分，是你的人生财富，使你再碰到这类事情的时候，就能够冷静快速地去解决那些问题。对于我们年轻的医学生而言，无论你是学什么专业，医学有很多专业，但是各个专业都是能够帮助患者，往大了说是救死扶伤，往小了说是养家糊口的一份职业，无论于公于私，对这份职业一定要保持足够的尊重，就是说你们的责任心和职业道德是非常重要的，因为我们接触到的都是一条一条鲜活的生命。

我不知道健康医学院有没有儿科专业，我想要告诉你们儿科医生独有的一个快乐所在，你看我现在每天接触到的大多是一两岁的婴幼儿或者有些孩子才出生几天或几个月，我在手术台上陪他们共同度过三四个小时或是十几个小时，他们活下来了他们健康了，也就是说我陪同他们共同度过的这点时间，有可能可以为他们换来十几年甚至几十年的寿命，几十年以后我可能已经死了，但是我服务过的患者都还健康的活着，个个死在我的后面，他们的寿命都比我长，这个你能感觉到幸福。我非常自豪自己是儿科医生，虽说可能是穷了点，但是你可以看到通过你的努力，也许可以让一些生命有效的延续更长时间，这些小孩将来会担负起建设祖国保卫祖国的使命，所以儿科医生是光荣的。但是也不是说其他专科医生享受不到这份独特的光荣，其他专科也都很重要的，责任心一定要有。

如果你对祖国历史非常感兴趣，新疆的历史有机会大家一定要去了解一下的，可以激发你的爱国热情，这个确实是很有用，当你在新疆工作很孤单的时候，你看新疆的这些历史，包括汉唐的盛世以及清朝，如何保持新疆、西藏在中国版图之内的，那些对抗帝国主义侵略蚕食的历史故事，其实都是很振奋人心的，这是我们的祖先在条件有限的情况下，保护祖国领土的成就。我们现在条件这么好，也可以为了实现自己的人生辉煌，实现自己的职业规划，从现在开始就好好读书。其实说对学生的勉励最重要的一句话就是好好读书，“好好读书”四个字里面有很多深层的含义，为什么读书，为国、为家、为自己，这三层次区分清楚，三个层次大中小都是对的，能兼顾这三个层次的最好，兼顾不到的为自己那也可以的，也没有问题，但是有志向的人一定要把这三个都要做到，这是第一。第二，知道了为什么读书以后，要知道怎么读书，读书要态度好，医学这个东西很苦，要读的书都有好多，到毕业的时候书可以堆的比人还高，读完这些书，你还要到临床上继续再深造，要去跟着老师学的，光看书本去治病不行的，所以在读书背诵这么多医学教材灌输给你的知识之外，还要有一个主动观察、主动学习、融会贯通的过程，这个就是在临床实习中把知识转化到生活中来，书本上的东西一定要体现在生活中，提前在实践过程中扎实学习才可以把医学这个职业做好。第三，就是一个良好的心态，能够一直保持良好的心态是不容易的。

也有很多医学生毕业了以后，不一定继续从事临床工作，很有可能从事科研或者是其他的医疗周边的一些工作，但都是为患者服务，都是拯救生命。所以我想和学弟学妹们说，虽然我年纪比你大很多，但是从我的这个工作经验来看，学医虽然难，但是医生是很难被取代的，以后中国肯定会发展的越来越好，也许目前我们觉得医生的待遇不是很高，但是相信以后肯定会越来越好。同时还有一句话，我要送给大家，医生是一个长期稳定的职业，无论社会发展到什么程度，近一百年之内，医生这个行业，即使机器人、人工智能发展的再好，它肯定也是不可能完全代替，所以如果有恒心或者是有志向想要做一个长期专业的，医生的工作是一个很好的选择。

采访小记

踏实认真、技术精湛、教学严谨、不偏不倚、管理科学是孙彦隽医生的真实写照。无论是面对援疆之行的艰辛，亦或者是面对突发的断氧气、断电的意外，孙彦隽医生都能够从容应对，带领团队克服困难、积累经验，为医院的发展奠定基石，提供有利的保障。他努力践行着“一次援疆路，一生援疆情”，将自己的爱心无私奉献在了所援助的这片土地上，用真诚、仁心同边疆人民建

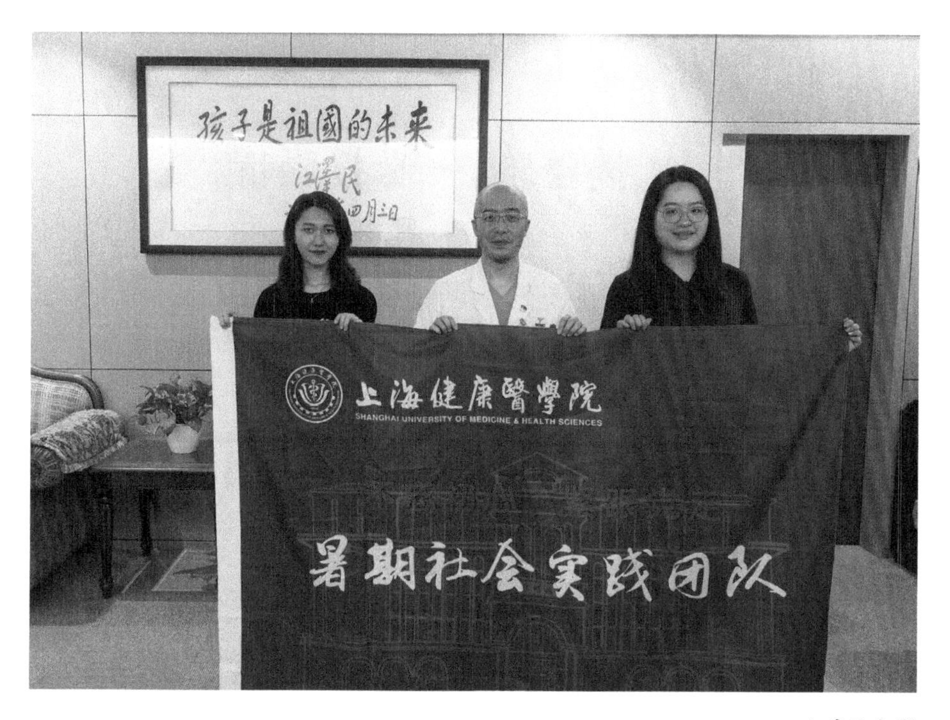

★采访合影

立起了深厚的友谊。

他奉行着“功成不必在我，功成必定有我”的团队精神，遵循“淮南为橘，淮北为枳”的科学规律，不仅将国内先进技术引入边疆，为喀什二院建三甲的目标尽心尽力，更是把自己的爱心、耐心和细心，贡献给喀什当地的人民。在孙彦隽医生身上，我们可以感受到一种强大的力量！他在奉献中忘我，牺牲个人利益，以大局为重，坚守岗位，这种精神深深感动着我们、激励着我们。作为正在求学之路上的医学生，我们将以援疆医疗队队员为榜样，学习他们甘于奉献、大爱仁心的职业精神，以及学无止境的决心，为将来进一步推动边疆医疗健康事业的发展尽自己一份绵薄之力。

吴　韬：一次援疆路 一世援疆情

采访时间：2021 年 7 月 21 日
采访地点：上海健康医学院
采访人及撰稿：
李若洋　上海健康医学院艺术教育中心教师
陈　诺　上海健康医学院临床医学专业 2020 级本科生
陆徐凡　上海健康医学院生物医学工程专业 2019 级本科生

简介：吴韬——中共党员，管理科学与工程博士，研究员，博士生导师，上海市医学领军人才，上海市临床康复优秀学科带头人，上海市医卫青联主席。现任上海健康医学院党委副书记、院长。

历任上海交通大学医学院附属新华医院院长办公室主任、院长助理，新华崇明分院党委副书记、执行院长，新华医院副院长、党委常委，上海第八批援疆干部新疆前方指挥部党委委员、上海援疆医疗队总领队、喀什二院院长，上海交通大学医学院党委副书记、副院长。

主要研究领域为主动健康与智慧医疗，专业研究慢性疼痛疾病临床诊疗，长期致力于医工结合、医养结合研究，精准聚焦医疗服务和康养中的痛点难点问题，突破机器视觉、人机协同、集群控制等关键技术，建立新一代远程医疗服务模式和应用平台，提升医疗卫生服务体系整体运行效率；深入打造“5G+智慧 ICU”应用场景，获得了市经信委和市卫健委联合颁发的“上海市 5G+医疗健康应用试点单位”授牌认证，成为 5G+ 智慧医疗全国示范标杆，入选工业和信息化部、国家卫生健康委员会组织开展的 5G+ 医疗健康应用试点项目名单，持续推动医疗服务高质量发展和数字化转型。

担任中国研究型医院学会医工转化与健康产业融合专业委员会副主任委员，上海市5G+智慧医疗创新实验室主任，上海市智能医疗器械与主动健康协同创新中心主任，上海市康复医学会疼痛康复专业委员会主任委员，上海交通大学中国医院发展研究院医学智能发展研究所所长。作为首席科学家承担科技部国家重点研发计划项目和国家自然科学基金重大研究计划项目，主持负责国家级和省部级科研项目20余项，国内外发表论文70余篇，主编和参编论著8部。受聘担任人工智能领域EI收录源刊*International Journal of Intelligent Systems Technologies and Applications*国际主编，中华医学会《智慧医学》英文期刊副主编，人工智能领域SCI-1区期刊*Knowledge-Based Systems*编委、SSCI & SCI双检索*Journal of Organizational and End User Computing*编委。

初心回望　奋力援疆

陈　诺：很高兴您能接受我们本次采访。可以给我们分享一下您是在什么样的机缘下参加援疆计划并担任第八批上海援疆医疗队总领队的？

吴　韬：你好，我简单说一下。我是临床麻醉专业，曾在新华医院工作了12年，期间由于工作需要安排我去崇明分院做执行院长。对我来说，来到崇明的这段工作经历是很重要的一段经历，当时就感觉那里的医疗水平和市区的医院是有一定差距的，也让我感觉到相对偏远地方的老百姓更加需要好的医生和好的医疗手段。崇明分院这边三级医院刚创建完，上海市正在选拔第八批援疆医务干部，我想援疆不仅是个政治任务，更是切实能服务百姓的好事，特别是通过我在崇明的经历，真切地感受到那些边缘区的百姓对于上海医生的迫切需求，我也知道做为援疆医疗队的领队，虽然责任和担子是蛮重的，但我应该勇敢且有责任心地去完成这个任务，所以我当场就义无反顾地决定了参加援疆，并且担任了领队。

拔丁抽楔　有始有终

陈　诺：虽然您们是第八批上海援疆医疗队，但我们了解到，对于喀什地区的援助其实是第二批，正是在开疆拓土的阶段，同时也是您带队的这段时间我们喀什二院正式升到三甲，我们想当中肯定还是有挺多困难的，您能跟我们分享一下当时的情况吗？

吴　韬：我是在喀什援助了三年半，当时我们的目标是要将当地喀什二院由二甲医院升成三甲医院，同时将其建成南疆医学高地，这个对我们来说是一个非常艰巨且神圣的任务，要做的事情有很多。

我们这一批的医生团队构成主要是上海中青年的骨干，都是各专业三甲医院的优秀医生，包括内、外、妇、儿、检验、医技等方面，当然也有一些是比较资深的老专家，还包括部分医院的管理人员。

到了喀什以后，我们很快发现没有想象当中的那么简单，特别是喀什二院这边整个医疗水平、医院管理意识、管理能力等方方面面和上海差距非常大，而且从整体的环境，医疗布局，还有人才建设等多个方面和三甲

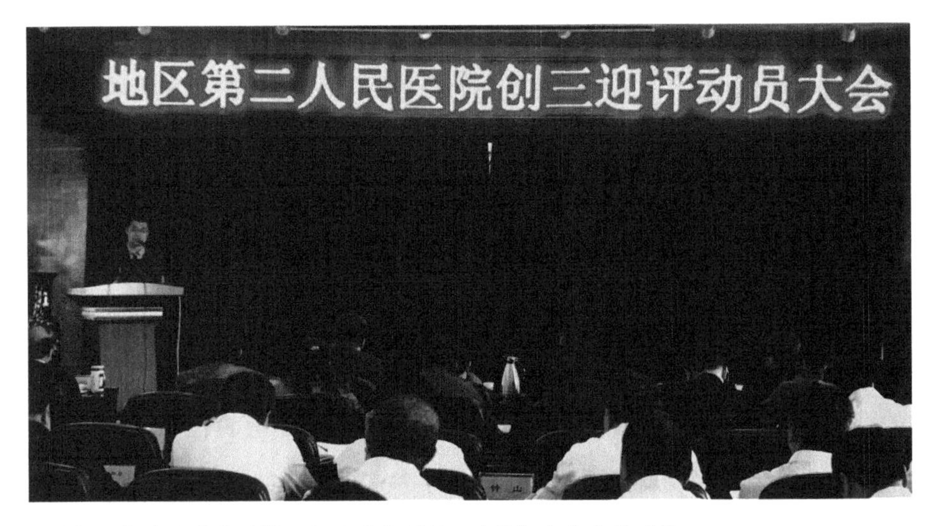

★吴韬院长在喀什地区第二人民医院“创三迎评”大会上作动员

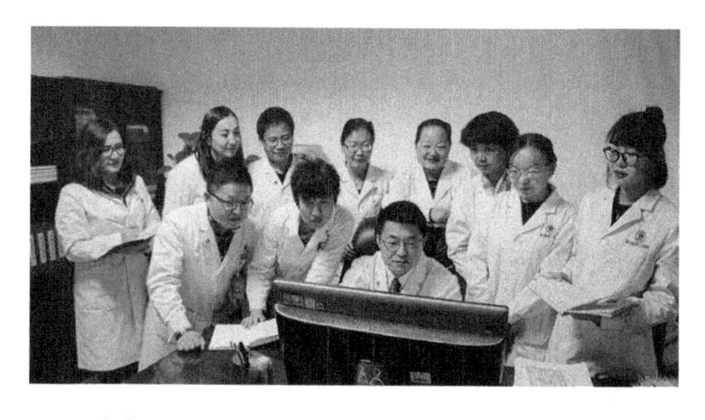

★工作中的吴韬

医院的要求差的非常远，面临这个情况当时自己还是很紧张，也是蛮焦虑的。但是随着时间一天天过去，我们和当地的医务人员包括卫健委等相关部门同志的接触也越来越多，我们发现当地对上海医生的需求确确实实是非常迫切的，希望能够通过上海医疗的扶持和援助，在他们学科建设、医院的管理水平、人才梯队的培养等方面真正地做出一系列改变，面对这样的期望，我当然也不能退缩。

也正是这样环境下，所有队员不断努力，通过不到两年时间，使得我们整个喀什二院的园区建设在各个机构的发展上全面开花。这期间给我们来评审的专家来过两次，每次都是对我们的进展表示很大的震惊，这说明他们感觉到在上海援疆医疗队的帮助下喀什地区的医疗建设发生了翻天覆地的变化。

儿子娃娃　硕果累累

陈　诺：能否请您给我们举几个例子来讲一下具体改变有哪些呢？

吴　韬：我这里提一个小插曲，在我们援建之前，很多喀什当地的科室主任去上海、乌鲁木齐等地开学术会议时，他们自己有个说法是“不太受待见”，都是坐后面几排的。但是通过我们三年半援助努力，帮助他们从水平、技术、能力等方面得到全面提升，再去参加会议全部被请到了前面三排就坐。当然我们不是说坐前排就好，但这说明通过大家的努力，喀什的医疗水平得到了整个新疆的认可，同时也受到了更多尊重。

另外一个非常明显的变化，就是老百姓的就医选择。我们喀什地区属于南疆，乌鲁木齐属于北疆，相对来说北疆医疗条件还是比较好的。我们援建之前，在南疆患者来看门诊、住院的时候也只是看一看而已，确诊之后还是要转到乌鲁木齐、上海等大城市去看病，你知道新疆很大，老百姓跑这一趟是非常不容易的。但是，我们这批援疆到最后一两年的时候，基本上很多乌鲁木齐当地的北疆人都慕名喀什来看病，这个其实也说明了我们通过援疆真正提高了当地医疗水平。我们一方面有上海医生可以看难病看复杂病，另一方面我们也要培养当地医生，把当地医生的水平提高上来，我当时说要打造“一支带不走的队伍”，通过上海医生的言传身教带动当地一些学科带头人发展，提升当地医生的水平，也就提升了老百姓的满意度和救治率。

另外一点，喀什不仅仅是喀什市区，它还下辖有十几个县，以前在医疗联络上是比较割裂的，对于当地一些县乡村的社区卫生医院，我们也通过对他们的一些帮扶，和县医院建立很好的友谊关系，他们也就成为我们医联体的单位。在开始我们水平不高的阶段，人家不一定看得上我们，但是努力到后期的两年，他们就纷纷地愿意加入到我们这个医联体的单位里面，从我刚去的时候有 3 个医联体单位，到我走的时候已经有 15 个了。而且不仅是喀什地区，还有阿克苏等周边一些地区，包括一些北疆的医院，都成为我们的医联体单位。这也是说明我们的工作不仅得到老百姓的认可，

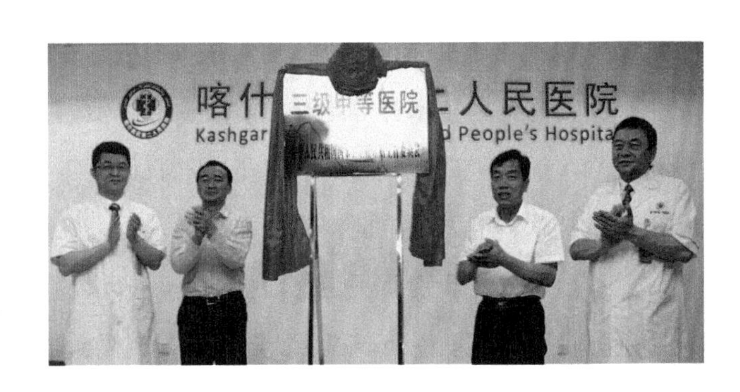

★喀什二院创“三甲”成功揭牌

同时也得到了同行的认可，而且通过3年的时间，我们还把上海援疆的经验总结出一个组团式援疆，拓展到卫生援疆以外，比如教育援疆，我们也在北京、乌鲁木齐都做了很好的经验介绍，把这些经验推广到全国，现在全国的援助大都是以组团的方式来打造的。

能够获得老百姓的满意、同行的认可、政府的认可，我们援疆的专家们确实付出了很多。这是一种责任，也是一种担当。大家都没有因为条件不好，或者是有一些困难就退缩。我认为这是一种情怀或者说是一种责任，希望能够真实地把我国边远地区的医疗水平提上来。我们说，只要是能力强、肯用心，就会得到老百姓认可，当地有一种爱称叫"儿子娃娃"，所以我们很多队员都被称为"儿子娃娃"，他们的努力也没有白费。在2016年，组织部希望在整个援疆过程包括整个上海市要评选上海人物。本来是想推选我，但我觉得这是一个团队共同的贡献，应该将上海援疆医疗队推荐上去，所以我们医疗队就被评选为2016年度光荣与梦想感动上海人物。这个也起到了鼓舞带动作用，回到上海以后，让大家更加觉得援疆是一种光荣一种使命。其实不管是援疆还是援藏，都给我们很多年轻人，有很好的模范带头作用。现在我们还有很多队员也经常去新疆开会交流，做手术，参加一些学术论坛、会诊，和当地人结下了深厚的感情。

敢于突破　情洒南疆

陈　诺：在援疆过程中有没有令您印象深刻的援疆医生或患者？

吴　韬：我们有一位肾脏内科的医生是仁济医院的医生。当时刚到我们喀什二院的时候，评三甲医院要求里面必须要有肾脏内科，但是在这边医院以前是没有肾脏内科的，肾脏内科和呼吸科是并在一起的一个科室，等于要新组建一个科室，可想而知困难是非常大的。

陈　诺：当时当地有肾脏内科的医生吗？

吴　韬：呼吸内科的医生同肾脏内科的这些疾病一起看，所以我们说当时和三甲的标准还是有距离的，这也是比较实际的困难，我们通过科室的专业划分再加上援疆医生与呼吸科科学设计，让他们能够调配一些医生和护士给我们，但这个事情不是说搭积木一样随便放几个医生，几个护士就能把病看好，特别肾脏内科还牵扯到血液透析等一系列的治疗手段和场所问题。所以我们这位医生加班加点，只用了 3 天时间，按照他自己的印象把整体的肾脏内科包括血液透析的要求、工作流程的示意图徒手画出来。相关基建的管理人员根据他的图纸和要求，用了 3 个月的时间，就打造了我们整个南疆第一个现代化的血透中心。后面又一年半的时间不断加力，打造了地区上最好的血透中心，这个好不仅限于它的面积和设备，还有整个流程和规范的科学处理，这也更好地体现出上海水平和上海高度。百姓们到后来了就觉得，到了喀什二院看病像到了上海医院看病一样。就像我刚才说，不仅是喀什地区的人，还有很多周边地区的也来喀什二院看病。所以说我们医生是非常不容易的，就用一年半的时间，就把肾脏内科不断建立起来了，特别是把全国很多好的新的技术和规范的流程都引入到这家医院。后来有很多县市的医院都来学习，这样也是可以起到很好的示范引领和带动作用，可以把好的经验都能够留在新疆，提高了新疆在肾脏疾病方面的救治水平。说到底如果没有三甲的要求的话，这位医生完全可以在

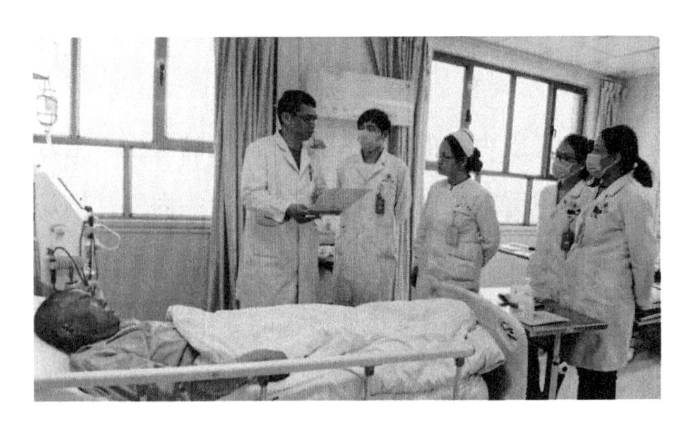

★肾病科援疆医生开展自动化腹膜透析新技术

呼吸科里和当地医生一起看病，为什么要这么有责任心有担当地去建立一个科室，而且把科室提高到这样一个高度，原因其实除了我刚说的干一行爱一行之外，也是对这个职业的投入和责任担当。

德医双馨　谆谆教诲

陈　诺： 作为医学生，我们有时候在学习道路上也会比较迷茫，面对困难有时会出现一些畏难情绪。您可以给我们一些建议吗？

吴　韬： 其实从大的说也是一种责任和担当。当然不管是援疆也好，哪怕是你们在学习也好，总归会碰到各种各样的一些困难。特别学习医学，各个方面的知识需要掌握，不管是它的数量还是难度方面，都是需要非常费心的。我们从援疆的角度举个例子，比如说第一批援疆队员，刚刚进入到新的科室，虽然上海医生在科研和临床技术方面是有水平的，但是要融入到整个科室的环境氛围里面其实自己还是要花很大的精力的。所以说学习是要非常的投入，除了死记硬背之外，更要喜欢他爱他，干一行爱一行，我相信才能够学有所成。哪怕就是其中的一点，都能给你带来获得感或者是价值。

陈　诺： 作为上海健康医学院的校长，您对于我们学校未来的发展有什么规划吗？或者说对我们学校的学生有什么期望吗？

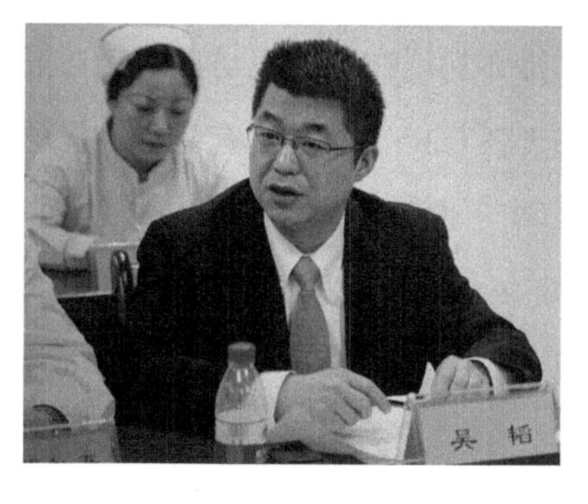

★工作中的吴韬

吴　韬： 我觉得其实我们学校有自己的特色。像康复学院，医疗器械学院，还有健康与公共卫生学院，还有可能要新开的预防医学专业这种特色专业，都是在其他的医学高校里面是没有的。我们健康医学院各个学院都在一个园区里面，学院之间的合作交流也特别多，这都是我们的优势。另外我们也希望能够在发挥特色的同时将国家所倡导的“校企合作”和“产教融合”进行下去，比如说同学们熟悉的创新创业大赛就是我们学校一个非常好的亮点，还有挑战杯，我觉得同学们的创新意识和参加比赛的激情也是非常高涨的，还包括老师们带领大家像“口述援疆 白衣传承”这种暑期社会实践，都是我们学校校园文化的一种体现。我们健康医学院虽然很年轻，5 月 22 日刚过完 6 岁的生日，但我希望还是能够形成一些文化的沉淀，今后你们再过个二十年，回到母校的时候能感到学校有文化底蕴了。比如说前段时间，全国第一个赤脚医生的博物馆就落在我们学校，我们后面还要打造一个情景舞台剧，叫“从赤脚医生到全科医生”，赤脚医生就是我们现在所说的乡村医生，你们要知道乡村医生其实是中国最需要的最重要的团体，我们所说的农村和之前的概念已经转变了，我们现在说的农村其实就是最大的群体，这些都能让学生体会到全科医生的职业素质高度，让我们每个同学特别是相关专业的同学从心底里喜欢并且接受全科医生这个职业。让社会重新认识到全科医生在中国的作用。

陈　诺：因为我们后面马上就要到喀什地区进行后续的实践活动了，您对我们有什么建议吗？

吴　韬：除了创新还要创造，像我们援疆可能是一种经历和收获，这种收获在人生中不会有几次的机会，如果有还是要好好把握。在同学们这个年龄段也是一样，每一段经历，包括你们现在这样采访的经历，通过与专家或者管理者的交谈，对自己在责任与担当方面，有些什么样的感悟和启示，这些启示可以用在我们学习中，也可以用在我们未来工作、为人处世和待人接物、和家人朋友的相处中，经历后或多或少都会有一些体会的，对将来的学习都会有很大的帮助和启发。同学们可以通过不同的形式去感悟和体会。

最后送给大家一句话：想好要做的事，做好想做的事。

采访小记

“历游南北雨兼风，医术通神不近名”。吴校长作为第八批援疆医疗队的领队，成功将喀什二院从二甲升为三甲医院，组建成一批带不走的医疗队伍，创建了南疆的医学高地。他就如挺拔的白杨，不论风霜雪雨都力争上游、倔强挺立，哪里需要它，它就在哪生根发芽。

当与吴校长面对面交谈时，他以平缓的语气缓缓道来其援疆之路，但我深知学医之长路漫漫充满困难险阻。不仅需要强大的适应能力，更是需要高强的知识水平与管理能力，才能有所作为。作为临床专业的我来说，心中除了敬佩之情之外，更燃起了优化自我的动力和担起白衣使命的决心。在未来的从医之路上，我明白我必然会遇到各种各样的挑战和困难，可能是就诊时遇到的疑难杂症，可能是与病患沟通时产生的纠纷，也可能是在下乡援助时对新事物的不适应……在面对这些挑战时，除了需要扎实的专业能力，更需要强大的毅力与坚强的精神世界。

当谈起学校发展时，吴校长侃侃而谈，对学校发展有规划和想法，在特别了解我们各自的专业和学习情况后对我们谆谆教诲，让我受益匪浅。采访结束后“想好要做的事，做好想做的事”这句话也时常在我耳边响起，多历练方能领悟其深意。作为医学生来说，“要做的事”无非是练就精湛的医术，治病救人；而要做好这件我们都“想做的事”，则需要谨遵教诲，不怕困难，坚韧顽强地坚持学医道路，牢记初心，不负期望。

吴校长提到的“从赤脚医生到全科医生”这舞台剧的想法令我有深刻的感触。作为临床专业的学生，其实很多群体还不了解，比如全科医生或是乡医，但其实全科医生在慢病管理方面起到了不容或缺的作用，不再仅仅从患者个人而是从患者家庭全方位的去管理治疗。吴校长希望通过以舞台剧的形式，能更有感染力更广泛地将全科医生的理念与作用传递给其他专业的学生，甚至扩大至全上海。我们更不应辜负吴校长给予我们的厚望，学会，学懂，学精；且不仅仅在学习亦或是未来踏上工作岗位，敢于担当勇于奉献。

高成金：至诚为道 至仁为德

采访时间：2021 年 8 月 6 日
访谈地点：上海市新华医院
采访及撰稿人：
吕叶辉　上海健康医学院基础医学院解剖组胚教研室主任
孙知渊　上海健康医学院护理专业 2020 级本科生
周紫宜　上海健康医学院医学检验专业 2019 级本科生

简介: 高成金——上海交通大学附属新华医院急诊医学科主任医师，博士，硕士生导师，急诊科党支部书记，上海第八批援疆医疗队成员。中华医学会急诊分会重症学组成员，中国医疗保健促进会急诊分会青年委员，专业方向：重症医学、脓毒症、肺损伤。主持国家及省部级课题 6 项，以第一和通讯作者发表 SCI 论著十余篇，总 IF40 分，获上海市银蛇奖提名、上海市十大杰出青年志愿者、上海市青年科技启明星等省部级荣誉 7 项。擅长急诊危重症的临床救治，尤其对于脓毒症、肺损伤等具有较为丰富的经验。

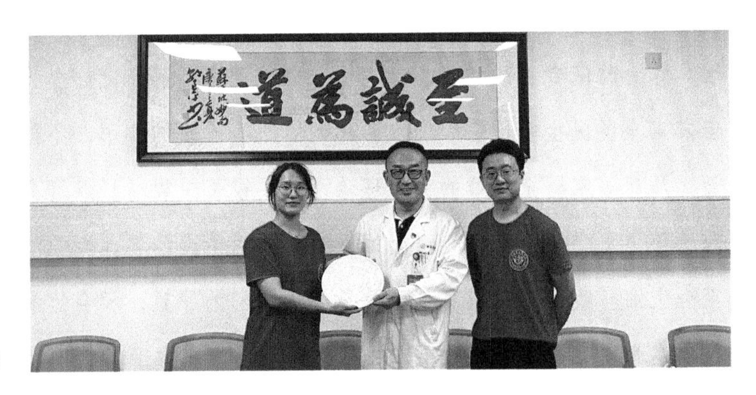

★采访合影

回忆往昔　峥嵘岁月

孙知渊：老师您好！我们是“口述援疆，白衣传承”社会实践团队，感谢您接受我们的专访。请问您在援疆工作中，遇到的较为复杂的问题有哪些？

高成金：我们这批是2014年的2月22日正式入疆的，最主要的任务就是帮助他们升三甲。这其中有几块重要的工作，而每一块的工作指标要达到发展的标准，必须得靠实际数据来说话。在我们刚到达喀什二院的时候，那边医疗上的许多指标其实都是不够的，因此我们援疆医疗队去了以后，为了达到三甲医院的要求，需要在各方面努力，比如在科教方面要实现科研课题的突破，从而满足升级三甲医院的相关要求。

在我们2月份去了以后，上海援疆的一些专家就积极地下到临床进行快速调研，快速融入到创三甲的工作中去。援疆专家们基本都是在科室里担任主任，或副主任的职位，可以把之前工作的经验尽快落地到喀什的土地上。比如说顾乐怡老师（第八批援疆医疗干部，开创喀什二院肾病科科室），那时已经是仁济医院的副主任博导，他也是我们第八批援疆队的一员，并且做了喀什地区“首例”血净化治疗，在这之前当地都没做过的。我仅举了一个临床上的例子，而其他方便如管理以及后勤等方面的老师也做了很多贡献。

孙知渊：在您整个援疆的过程中遇到过什么困难吗？

高成金：我是管科教的，这其中有很多工作都涉及信息化建设。现在大家都知道，这方面在医院建设中越来越重要，但7年前，喀什二院还是二甲医院，想把它的信息水平在短时间内提升到达标三甲的程度，是一项要求很高的工作，至少工作量是很大的。科教这块，至少还要有科研项目，可我们去的时候，省部级科研项目只有1—2项，国家级科研项目没有。此外，喀什二院既不是教学医院，也不是附属医院，所以针对科研加教学两块内容，我们首先得要申请成为新疆医科大学的教学医院。这块内容由于要到乌鲁木齐和他们教育系统的主管部门去对接，我们做了很多工作，在不懈努力之后，最终我们当年成为了他们新疆医科大学的教学医院。

接着聊聊科研这块，我们必须要拿到自治区的科研项目并且立项。这块内容是我亲自到科技厅，直接找到他们厅长说明情况。我将我们援疆医疗队和喀什二院的优势清楚地阐述出来，最后那边同意以联合基金的方式进行立项，这是双方都合作资助的科研项目，那一年包括后续几年都是这种模式，效果也比较好，大大提升了项目立项和科研水平。

当然，科研申报中国家自然科学基金是非常重要的一环，但是首先要成为国家基金委的依托单位，才能申报项目，为了做成这项工作，我直接飞北京两次，做了相关的申请工作，成为了基金委的挂靠单位。虽然当年没有获得立项和资助，但也是一次成功的尝试和积累，也是搭建了课题申请的又一平台。在平台搭建好之后，后面医院就捷报频传。通过搭建的这个平台申请联合项目，比如一位眼科医生成功申请到喀什地区维吾尔族有关视网膜母细胞瘤的项目，有了非常大的突破。在全体援疆医疗人员和当地医务人员的共同努力下，我们当年就完成了科教方面的项目指标。

周紫宜：当时组团援疆大家都是带着具体任务的，而您在业界的临床业务是非常强的。但到那边去管科教，我们能想象，您会遇到很多困难，虽然您现在讲起来比较平淡，但我觉得在冲三甲的过程中，付出的努力是巨大的，能否详细谈谈？

高成金：是的，我们经常加班。科教这块人员很少，又缺乏相关经验。所以科研这块，就很需要骨干来做，也需要挖掘当地的力量，培养当地医疗人才。实际上，打造一支“带不走的人才队伍”这个方案是我在吴韬院长指导下做的，确切的方案名称可能有些模糊了，但确实做了大量工作，包括联合研究生培养的策划、实验室建设的图纸绘制等，都是很多援疆人

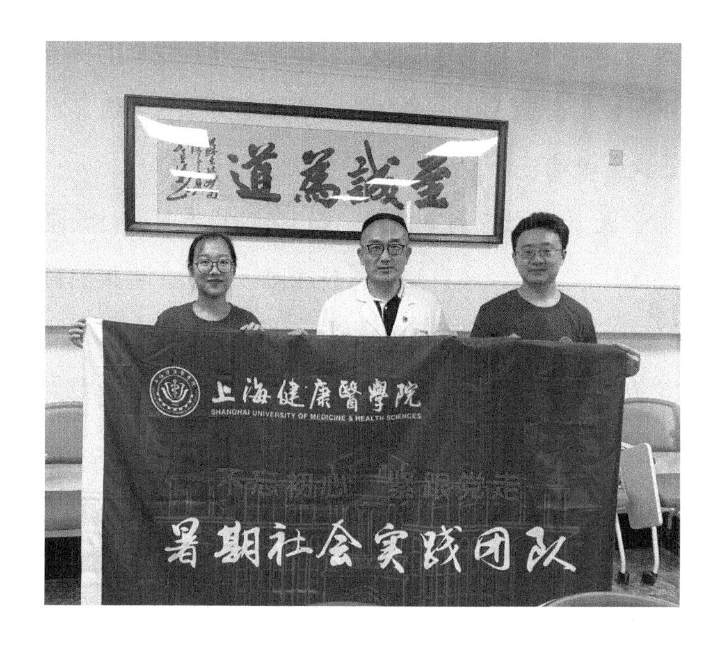

★图中为高成金

员共同努力的结果。

当时做了好多事情，也碰到了一些困难，但是收获也是很多的，比如“一对一”带教的方案实施虽然花费了很多精力，但是确实落实培养了当地人才，我们也写了相关的学术论文对带教制度进行了一些考核指标的比较，现在我听说二院还在延续这个模式，就是在我当时那个方案的基础上细化。通过这些就感觉自己和援疆团队的努力得到了认可，真正做到了打造一支“带不走的人才队伍”。

岂曰无衣 与子同袍

孙知渊：能和我们聊聊援疆过程中发生过的比较深刻的事吗?

高成金：我们平时的一切工作都是在吴韬院长的具体指导下进行的，我现在都习惯喊他吴院长。所有的援疆医生都住在同一个楼，他住 3 楼，我也住 3 楼，他住 302，我住隔壁 303。所以说，我们不光在工作上有很紧密的对接，在生活上也是。由于那时要求工作效率得高，并且我们的任务当年度要完成，即使下班以后有些工作也要交流，所以和吴院长交流非常密切。其中有一件事让我至今难忘。

我记得很清楚，那一天 2014 年 7 月 30 日，我和吴院长当时在讨论刚刚提及的联合项目的问题，因为已经和自治区科技厅对接好了，申报的材料要及时修改交给他们，所以他就来我房间，我们一起处理这个事情。

后来我们两个讨论到很晚了，他就回去整理其他材料了，过一会吴院长又敲我的门，那时已接近凌晨 2 点，他说他要回一趟家，他父亲去世了。那应该是个周五的晚上，他就跟我讲项目后边的事情由我来对接和负责。

第二天他就飞回去了，当时七月正好是暑假，他爱人和他女儿正好也在飞机上，还不知道他父亲去世的事情，是他弟弟给他打电话，说了这个情况，处理的他父亲的后事。

这么多年过去了，我为什么对那晚印象很深刻，是因为我们的宿舍在同楼层，他基本每天晚上都睡得很晚，在睡觉之前，他门都会一直开着，就是为了方便我们过去找他谈工作。而他那天把门关了，我估计他很难过，况且很不凑巧的是，他爱人也在飞机上，没办法商量。可令我终身难忘的是吴院长舍小家为大家的奉献精神，处理好父亲的后事，我们在 8 月初就又在二院看到他的身影了。那时，吴院长在我们的微信群里说道，“虽然走了一位挚亲的人，但想到又多了 23 位兄弟”，自己会坚强、欣慰、期望，从他身上真的能感受到很多。

孙知渊：那您觉得援疆除技术帮扶之外，还给当地医院带去了什么？

高成金：我们这批援建二院的医疗人员在吴院长的带领下，虽然是短暂的上下级关系，毕竟我们并不同属一个单位，但他真的对整个团队的人都很好，绝大部分同志都在他的以身作则和感召之下，全身心地投入到援疆工作。

这么多年过去了，我基本不太去回忆那些事情，也是因为一回忆就会动情。即使这项工作对我们来说是值得一辈子来记忆的，但都不太会说，只是在心里默默地想。虽然包括那边现行的很多流程和制度可能都是我们推行出来的，我一般不会说自己做得很好，但是我要夸一下我们的当时的团队，我们团队的风气应该是影响到后面的人。我在那边一年半，吴院长在那边三年多，我们都能感觉到二院欣欣向荣的变化，也为此感到自豪。

至诚为道　至仁为德

周紫宜： *作为一名党员，同学们也想听听这段经历对您后面的工作、生活有什么特别的帮助？*

高成金： 第一是自己的成长。以前没做过管理类工作，但是经历过那一段时间的援疆科教工作，拓宽了视野，对医院有了更加整体的认识。比如说急诊重症专业和肾脏科、麻醉科怎么对接，科教工作怎么进行等。

第二是在管理上，去到喀什那边，在吴院长的带领下，根据他分配的任务，逼着自己去创新、去思考——如何把这一份管理工作做好，如何和当地的同事配合？在这块工作上可能我是配合他们，在那块工作是他们配合我，团队意识非常重要；另外就是如何能做到比较融洽的合作，毕竟同事们来自于不同的地方，如何调动援疆和本地人才的积极性，很多工作需要所有成员大力配合或者支持才能把这项工作做好。教学科研这方面我可能比较在行，那么在这块以我为主，反之亦然，对方擅长的那块以对方为主，工作中要充分发挥出你我的长处，规避你我的短处，才能提高工作效率。

第三就是自己的人生观，还有人生格局的改变。事业上有过这一段经历，可能对很多事情包括自己专业和思想上都有帮助。在以前，可能会有一些想不开或者钻牛角尖的地方，而现在人生格局上有了提升。不光是因为和我们 23 位兄弟生活中的相处，还有和他们之间工作上的交流、交往以及分享。此外当我们离开上海，也改变我们在上海的一些工作习惯，可以在交流过程中发现有哪些并不恰当但是我们始终没认识到的地方，从而不断改正自己的问题。

另外就是对待生活和工作，有了更加积极乐观的心态。通过援疆的宝贵经历，自己更加能够沉得住气，去修炼心性，这是自己内心的成长。而且这种让自己的工作效率提升、对自己性格的完善，都属于我们人生中不断革新、不断成长的过程。每个现阶段，我们自身都肯定还有很多的缺点、短处要去学习完善。但那一段援疆之旅，让我觉得对我自己的自我完善是有一个加速作用在的，对我后续回来工作有着很大的影响。

孙知渊：我们学校从 2017 年开始，就开设了喀什定向班，能否给他们送上特别的寄语？

高成金：我们援疆在医疗方面一直在持续不断地推进，我们援疆工作

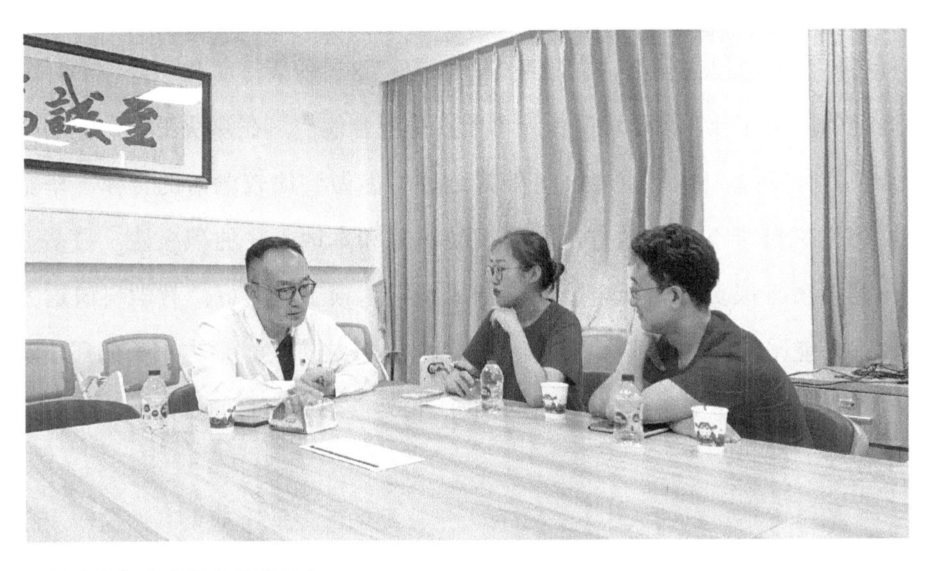

★图（左）为采访中的高成金

中最重要的一个问题就是人才培养。只有打造一支“带不走的人才队伍”，才是让当地医疗卫生行业不断发展、提升的最根本的源泉。也只有这样，我们新疆当地、喀什当地的医疗卫生行业才能有源源不断的后起之秀和络绎不绝的医学人才来充实喀什包括地区级的人民医院，还有县级的人民医院。

新疆幅员辽阔，南疆也是广阔无边，又是少数民族聚居地，特别是维吾尔族等少数民族老百姓居多，因此少数民族的患者也多，分散的范围也广。如何更好地服务这些少数民族的患者？我想，主要还是得依靠当地的医生，通过在上海接受医学教育培养的学生，接受了我们东部发达地区的先进理念，还有医学教育水平技术，那他们能带回去的，就不仅是我们这边的医疗技术，还有理念。倘若他们回去以后能做带教老师，更要展示出这种医学教育水平和理念，在新疆带动当地的医学水平提高，甚至是影响更加年轻的中学生，他们以后成长起来也会成为大学生，甚至是医学专业的大学生。所以如何去培养他们，不光是要把这种医疗技术带回去，更是要把这种医学教育理念贯彻输入给他们。只有这样发展医学教育，才能真正打造出一支“带不走”的医学人才队伍。

孙知渊：好的，感谢老师对我们医学生的真诚寄语，给予了我们更多思考的内容和角度。本次采访我们受益匪浅，再次感谢您接受我们的专访！

采访小记

“两三年援疆路，一生胡杨情”，一批又一批的援疆干部，和一代又一代新疆的建设者一样，都如同是深深植根在祖国大地上一棵棵、一片片无怨无悔、不屈不挠的“胡杨树、抗争树”。回望来路，援疆开启全新的人生航程，当年场面历历在目，互相打气、勉励壮行之言犹在耳边低吟。而今，24位第八批援疆专家都在自己的人生航道里继续无畏驰骋，或许过往岁月已成为记忆里的碎片，但未来史诗的铸就，仍包含着他们曾经的热血。

援疆之路艰险崎岖，但怀揣着诚挚与热情的高医生始终按照既定目标、坚定不移地尽到使命。可这样一位说话行事干练、处事雷厉风行的医生，却在谈到领队吴院长于援疆工作中遭遇家庭变故却依然坚持在岗时，会激动至潸然。当我们眼见这一幕时，心中也不由感慨，援疆医疗队当年的处境之不易，高医生反复提及那句“我至今都清楚记得……”，他准确到日期的言语令我动容，如今援疆环境比起过去已大幅提升，只愿未来对口援疆的工作能够给更多的人带去温暖，也使南疆繁荣昌盛。

高医生是“积功兴业，厚积薄发”的科研先锋，更是“至诚为道，至仁为德”的温情医者。他总是为了医疗行业上的工作而奔波、辗转多地，谈及过去时不爱多讲，却不失其为医者的人情味儿，触动的人心的，总是人心。故经其所述，令人更为强烈地感受到：学医不止要有熟练扎实的技能，也更需要饱有真诚、仁义之心。

查佳凌：恪尽职守 走好“信息化”道路

采访时间：2021 年 8 月 4 日
采访地点：上海交通大学附属同仁医院行政楼 506
采访人及撰稿：
吕叶辉 上海健康医学院基础医学院解剖组胚教研室主任
陈 诺 上海健康医学院临床医学专业 2020 级本科生
陆徐凡 上海健康医学院生物医学工程 2019 级本科生

简介：查佳凌——上海交通大学同仁医院信息科科长，工程师，上海第八批援疆医疗队成员。主持并参与多家三级医院全院级信息化规划、建设及管理工作。擅长运用信息技术及管理手段，助力智慧医院建设。

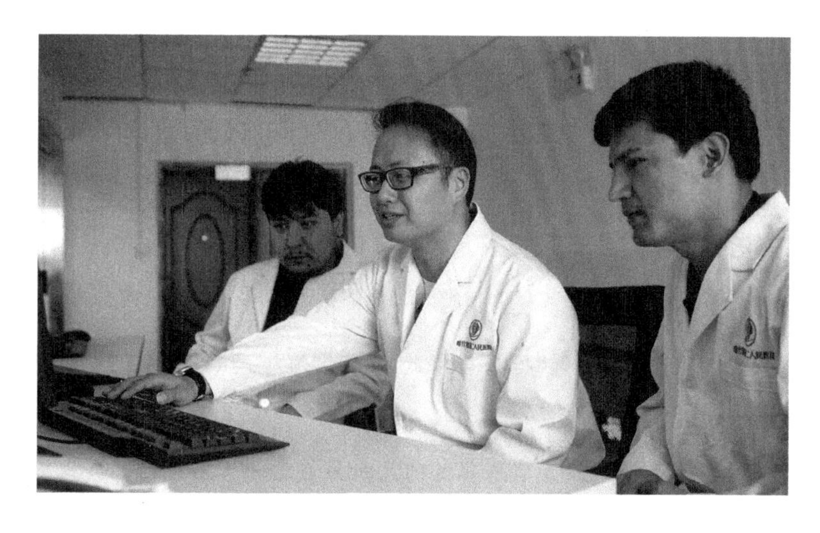

★查佳凌（中）和同事在工作中

积极投身　奉献祖国

陈　诺： 感谢您能抽空接受我们“口述援疆，白衣传承”暑期社会实践的采访，因为了解到您是第八批援疆队的队员嘛，所以想请问您当初选择去援疆是因为怎么样的一个机遇参与了医疗队？

查佳凌： 当时是想着为祖国边疆做贡献，发挥一下力所能及的作用，而且当时新疆的情况形势，我认为还是很需要我们管理层干部过去做一些支持工作的。当时有一个文件通知，我就积极报名了，在几轮的筛选后也比较荣幸，领导比较认可我的能力和觉悟，所以就派我去了。

从零开始　追求卓越

陈　诺： 您在那边应该是做了大量的贡献，而且是带着冲三甲的任务的。那边的条件应该不是特别好吧？

查佳凌： 当时那边整个信息化基本上是没有的，就只有简单的收费和文书功能，去了以后经过一年多时间建设，才达到三级医院建设的标准。国家对于医院的信息化建设有比较简单明确的标准叫电子病历应用水平评级，这块当时是按照 6 级的水平建的，当时 6 级是最高，现在最高是 8 级。我在当时一年半时间内就主要做这一部分的建设，后来一年半以后林主任来了，就把 6 级给评出来了，而实际上当时评审三级医院对电子病历应用水平的评估要求是 4 级就够了。我当时在做信息化建设时对医院承诺是即使我离开了医院，我们整个信息科也要在管理体制的规范下，把整个信息化的建设和运营能够很正常平稳地运作起来，我走了以后确实也是做到了这一点。

陈　诺： 那除了信息化基础几乎为零这一大困难外，其他方面还有什么困难吗？而且您还是队里年龄最小的。

查佳凌：肯定也遇到过困难。因为我儿子和方赛峰主任的儿子差不多大，我儿子比他大了半年，走的时候他才一岁半，两岁不到一点。所以最大的困难一方面是心理上，担心等我一两年回去以后他可能就不认识我了，所以我平时就一直跟他视频，让儿子知道这个人是他爸，当然我中途也回来过几次，但确实是血浓于水，所以回来以后还是特别亲，没有我之前的顾虑。另外的顾虑是担心家中老人，还好就是双方的老人身体比较健康，也非常支持援疆工作。

第二方面是关于适应的问题，我相对来说还可以。因为我走的地方比较多，这些年基本上一年、一年半换个地方工作，所以融入和组建团队都比较快。虽说如此，但是初到喀什还是有一些生活上的不适应，不过还好在当时吴院长现在是吴校长，对我们这个团队也特别关心，虽然从物质上没有办法去提高品质，但是精神上从团队的团结，包括向心力，包括在工作的支持，各方面都对我们有非常大的帮助，所以整个团队通过几个月之后就慢慢适应了。

第三方面就是工作上，因为本来信息化和团队的建设我都是比较拿手的，主要的问题是在于时间（的紧迫性）。喀什二院的信息化水平，在一年半的时间里，不仅要达到4级的标准，而且要达到三甲医院的标准，其实是蛮难的。因为不是只有自己做，还牵涉到基建、信息化的公司和软件，包括给医生进行培训，压力也蛮大的，当然也没办法，

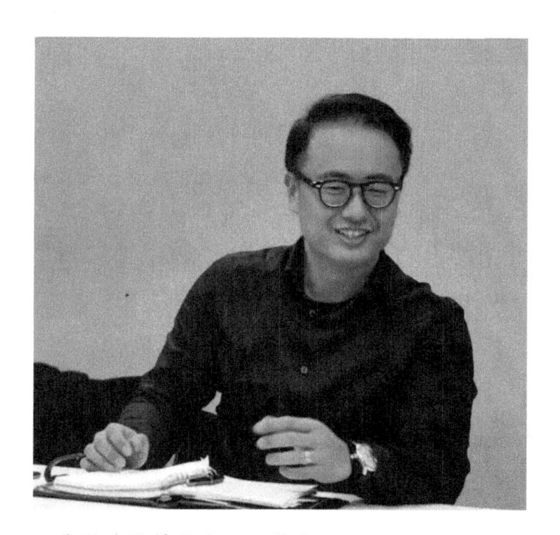

★查佳凌主持信息化工作会议

只有多花时间，通过高效率的方式把整个人才梯队培养起来。首先要教会信息科的技术人员，再让他们去教临床如何去使用。另一方面就是要选择比较好的软件等，用合适的方式把信息系统的架构给搭建起来，这块相对来说比较纯技术，只能多花时间。这个现在说起来好像是没什么，但是当时压力也不小，事情也多，不过我想着我年纪最轻，就更想要多多服务大家。

民族团结　文化融合

陈　诺：那您在援疆过程中有令你印象深刻或是有趣的经历可以分享一下吗？

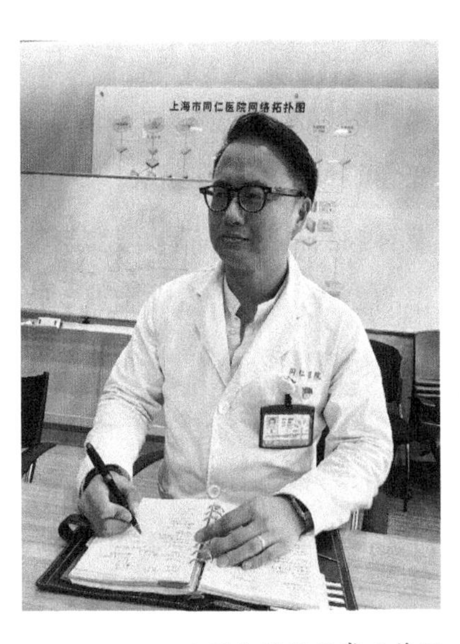

★同仁医院日常工作照

查佳凌：在新疆的时候，国家对我们的安全特别重视、负责，给我们设置了级别很高的安保措施，比如我们去超市买东西，要排队排成一排，看到前后都有特保，每个特保后面还要背一个反光镜看后面的人，就像车子反光镜一样，要让每一个人能够看到后面有没有什么情况发生，所以说我们每次出去要排蛮长队的。不过当地人对我们特别友好热情，感受到了全国各个民族一家亲，体验到不同文化的交融。

医工结合　传承特色

陈　诺：我们临床专业是培养全科医生的，每年定期在喀什那边招收二三十个本地的学生来我们健康医学院培养，培养完要定点回那边卫健委下面去做全科医生，您对他们的学习道路以及未来回疆之行有什么建议吗？

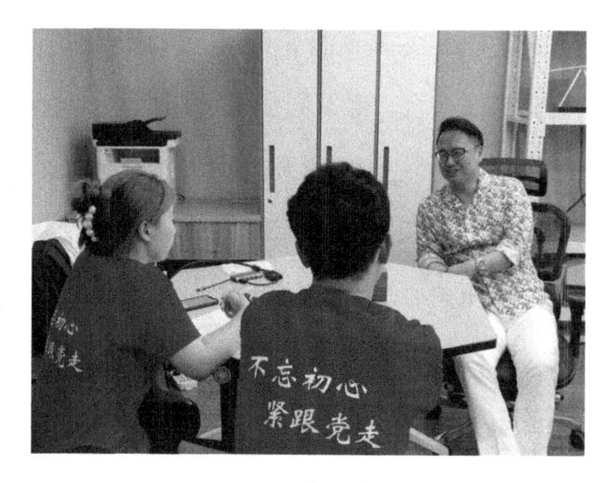

★采访中的查佳凌（右一）

查佳凌： 在上海还是要多多学习，学习扎实了再回喀什。毕竟你回去了以后，如果只是在上海镀个金或者是没有得到真才实学，只是体验生活或者换环境学习，这个价值太低了。因为确实那边的医疗的水平以及学科的能力，跟上海区别还是非常大的，所以来上海学习是个很好的机遇。

第二方面他们最终还是会回去的，所以他们在来上海学习以前一定要对家乡的医疗水平、健康状况、人才需求等问题有一定的认识和认知。到了上海以后带着问题，带着自己的目标方向去努力。其实他们是背负着使命来的，很多东西也不是老师他能够教给的，所以要自己主动地去学一些自己所需要的，或是回了喀什以后能造福喀什地区人民的东西，不管是从学科的研究，医疗的技术各方面，都要有所提高。

查佳凌： 这也是我国民族之间的医疗文化交流，以后也能够促进这样的一个民族的融合，这很关键。当然在我前面说的这些前提条件都完成的情况下，可以体验内地大城市的生活。

陈　诺： 因为您是信息方面的专家，我们学校其实也开设有医疗器械生物医学工程类的专业，能否和我们聊聊此类专业的学生在以后的学习与工作中，应该注意些什么？

查佳凌： 作为我本身的领域和专业，医工跟信息化是非常紧密结合的。举个例子，现在医院遇到的一个很实际的问题，一台设备你是信息来支持，还是医学装备来支持，还是后勤来支持，其实要3个地方都支持。如果学生能够很综合，将不同领域的东西能结合起来，那就是一个很大的优势了。在你们医学院也有先天的优势，在学工科的基础上学习临床的基础，从而了解整个医院的业务流程是怎么样的，这点是很重要的。有可能医生不用太关注和关心这个事情，因为之后他们会有实习，所以相对还是比较规范的。但对医工专业的学生来说，可能很难会系统地去涉及这些东西，需要他们自己去熟悉医疗的整个业务流程，比如说医疗物资的流程是怎样的？检验标本是怎么流转的？患者怎么转运？出了医院怎么去分诊？怎么转诊？还有医院数据是怎么去留的，这些都是跟医工紧密联系的，作为医工的学生，从临床本身和工学科去结合，相对是比较难的，可能会需要很专业的临床的知识。但是如果你从医院的人、财、物这些方面的管理，和从业务流程去跟工科结合，这也是新工科。这样就能够去做一些创新，获得一些有价值的信息。

陈　诺：感谢您能在医工方面给予我们新的方向，也非常感谢您能在百忙之中抽空接受我们的采访。

采访小记

查佳凌老师作为信息化方面的专家，将喀什二院的信息化水平从几乎是零发展到符合三甲医院水平，这意味着在数字信息化医院的道路上，喀什二院又迈出了一大步。从查老师幽默从容的谈吐中，我不禁对查老师的专业与自信产生由衷的敬佩。

查老师提到自己克服心理上的困难——也就是与孩子的感情。他虽然毅然决然地选择了援疆，但也会通过视频的方式与家人联系感情。其中令我十分感动的点在查老师双方的父母都非常支持。这其实是非常难得的，这种舍小家为大家的精神，是这个家庭所具备的，也反映出查老师及其家人的高尚品德。支持国家事业，做好强大后盾。大爱无边，无私奉献，是我们当代青年人所应学习的品质，同时也适用于未来的工作道路上，才能走得好，走得长远。

同时，查老师对于喀什班同学的寄语其实不单单适用于喀什班的同学，所有学医的同学都要精益求精，“带着问题、带着思考”去学习知识；而对于医工专业的同学来说，更多的是着眼于未来就业工作的方向，如何能让自己发展得更加全面，工科类与医学专业的紧密结合，是上海健康医学院的一大特色，也是将来新工科、新医科医学人才的优势。未来是大数据信息化的时代，医疗体系中正缺少这样的人才，因此我们更应该“带着问题”，将每门学科学会学精，为社会贡献自己的一份力量。

★采访合影

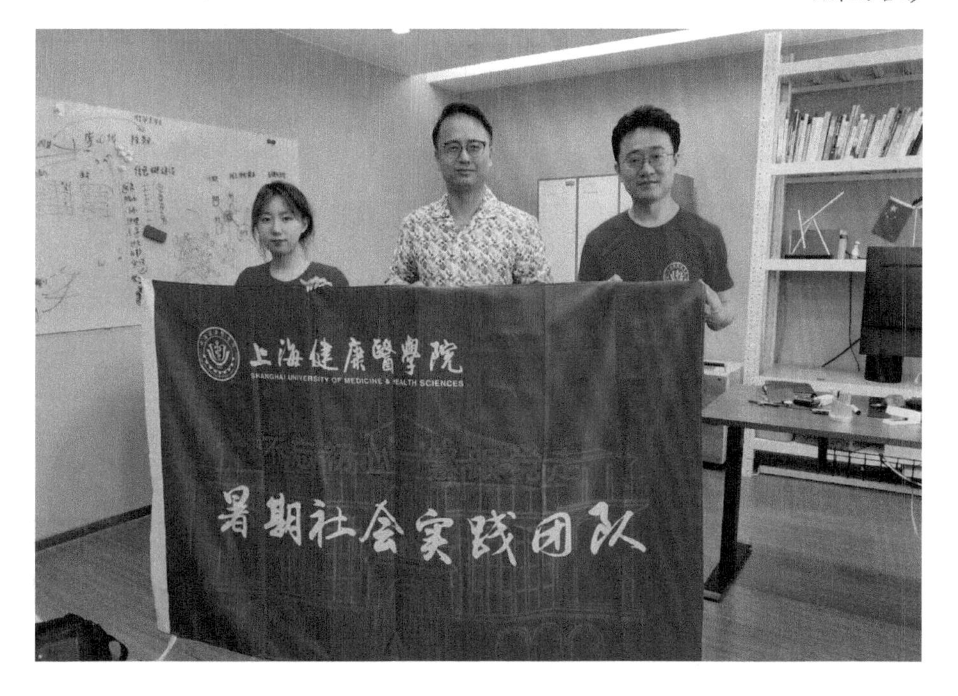

方赛峰：医者展现“螺丝钉”精神

采访时间：2021 年 6 月 16 日
采访地点：上海中医药大学附属龙华医院
采访人及撰稿：
吕叶辉　上海健康医学院基础医学院解剖组胚教研室主任
夏依玛·买买提吐尔逊　上海健康医学院临床医学专业 2020 级本科生
柴智斌　上海健康医学院临床医学专业 2020 级本科生

简介：方赛峰——龙华医院后勤保障处处长，中级经济师，2014 年赴喀什地区第二人民医院担任后勤保障处副处长；助力喀什二院成功“创三甲”；获得喀什地区优秀援疆干部人才称号；还获得上海中医药大学优秀管理干部、上海中医药大学优秀党员等荣誉。2020 年 9 月，被评为上海市抗击新冠肺炎疫情先进个人。

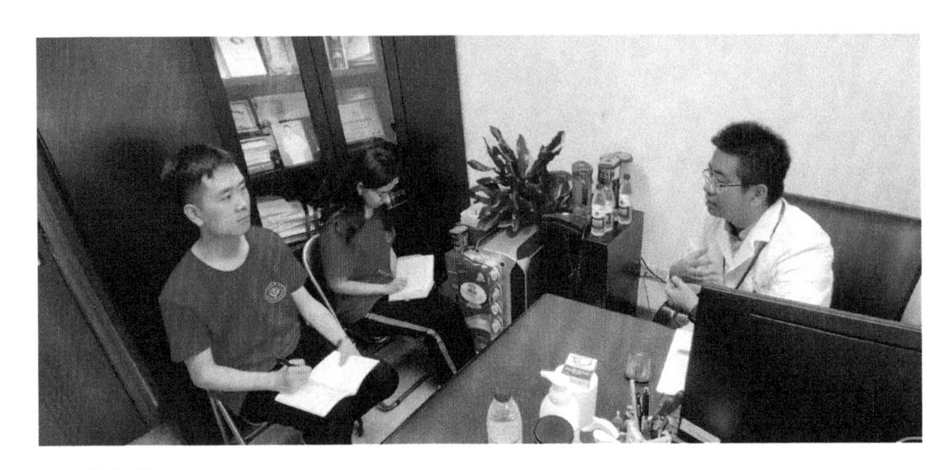

★采访合影

征途漫漫　共克艰难

柴智斌：您能说说是什么样的契机让您决定去援疆的呢？援疆工作期间，您长期出门在外，您家人对您的工作是什么态度呢？

方赛峰：我报名援疆其实是因为2014年需要具有医疗器械专业背景的职工去援建新疆喀什二院，助力其通过三甲医院评审工作。我各方面条件都比较符合，所以我就主动报名参与了援疆任务。同时我们那一批带队的吴韬院长提出了一个很好的概念叫“组团式援疆”。我们那个队伍里有7个都是管理方面的人员，这也是为了更好的完成援疆任务，吴院长真的是个十分有思想的人。当时我的孩子只有一岁半，正是需要人照顾的时候，但是家里人都非常支持我的工作。援疆是件很重要的事，我牺牲一段陪伴家人的时间去参与喀什二院建设，心里是骄傲和自豪的。

夏依玛 · 买买提吐尔逊：您在决定援疆之后最担心遇到的困难是什么？

方赛峰：出发前心里是有各方面的担忧的。2012年7月喀什市发生恶性暴恐案件，当地治安状况不容乐观，与上海稳定的治安环境截然不同。我虽然主动报名援疆，但之前从未去过新疆，不了解当地的民俗和宗教信仰，因此心里总是不放心。到了喀什后，考虑到当地治安还不稳定，生活上实行封闭式管理，无事不外出，因此援疆医疗团队为我们配备了健身房、乒乓房等设施，让我们平常在医院里也能有丰富的活动。

援疆之际　牢记使命

柴智斌：我们刚刚听您说，您和我们的吴韬校长是同一批援疆的，也正是在你们援疆期间喀什二院创建为三甲医院，在您看来创三甲的过程中最大的困难是什么呢？

方赛峰：首先喀什这边没有上海那么发达，一些技术啊、设备啊、管理方法啊都相对比较落后，这是需要团队一起解决的问题。当时我们去的时候，喀什二院正在为了创三甲建新楼。为了这栋楼，我们专门请上海的一家最好的设计院设计，因为设计医院不像设计其他的楼，它需要有一定的条件，所以这个实际这一块还是下了大工夫的。

而且“创三甲”其实是有一个“规则”的，就是在一个地区如果已经有一个三甲医院了，那么在这个地区再创一个三甲医院是很困难的。当时喀什地区第一人民医院在广东的援建下很早就创了三甲，喀什二院创三甲的过程就要艰辛很多。上海这边去援建喀什二院可能是搞得比较“精致”，也是怀着很大的勇气去的，所以最终还是在年底建成了三甲医院。我们去援疆的时候是在那里一年半，吴院长比我们援疆的时间更长。他是亲自下到基层去做过调研的。我们出发的时间是 2014 年 2 月 22 日，同一天也是我研究生报到的日子。当时我就跟学校请了假，说我去援疆去了，学校也是非常支持这个决定。我们去援疆的目标就是向着创三甲去的，在有限的时间里创三甲其实是不容易的，因为当年的 12 月底就是验收时间了，也就一年的时间，时间还是比较紧的。

蓝图初成　苦中作乐

夏依玛·买买提吐尔逊：您觉得喀什二院创三甲前后最大的改变是什么呢？

方赛峰：刚到那里的时候，新楼还在建设，旧楼还没拆完。说句实话，倒不是说诋毁人家，感觉和上海差别还是蛮大的，在创三甲之前啊，那个院容院貌在我看来可能还比不上上海这边的二级医院。吴院长去了之后对二院进行全面改造，院容院貌有了很大的改观。在门口建了一个花园，看上去就很美观，不像之前都停的是电瓶车，看上去乱糟糟的，之前有个“外科楼”的旧楼，拆除之后改成了停车场，这都是改造的一些缩影。

我们刚去的时候正赶上春天沙尘暴，那时整个天都是黄黄的，街上能见度很差。最“要命”的是，由于当时喀什二院不具备层流净化系统，因此沙尘暴来临时，全院所有手术和 MR、CT 机房必须立即停止，严重影响患者治疗。当时已经完成三分之二建设进度的喀什二院综合楼，前期规划与三甲医院评审标准相距甚远，因此我带领设计施工团队夜以继日扑在工地现场，优化整栋楼的医疗动线、病房淋浴和区域设置不合理等问题，所以在建新楼时这些问题都得到了解决。

柴智斌： 您在援疆工作中有没有遇到一些趣事？

方赛峰： 这个应该算一件吧。医院门口打算立一块院石，我就带着一些人去塔县找石料，我们在塔县的路上找到一块心仪的石料，却被当地的牧民拦下来了，怀疑我们偷石料，不让我们搬。后来，跟村长沟通说我们这块石料是要立在医院门口的，我们是来医疗援疆的，村长就欣然让我们搬走。搬的时候才发现，这块石料可不是就表面上看到的那点儿，表面上看着不大，实际上在地底还嵌着好大一部分，就像一个圆锥一样，上边就这么大一块，地下有好大一个锥形的部分。现有的车运不走，我们只好调来更大的车来拉石料。这块石料运回去也算是费了一些心思的，现在还在二院的门口刻着医院名称，想来也是一件趣事。

还有一个是在出发的时候的趣事。当时说的是就我妻子一个人来送就好了，没想到出门的时候孩子醒了，也要去，最后就变成了一大群人去送行。因为是小孩子嘛，看人多热闹，就在周围到处跑，当时我们在拍照、拍视频，到后来剪片子的时候发现出场率最高的就是他，几乎每张照片都有他的身影。

心有所感　良师赠言

夏依玛 · 买买提吐尔逊： 您觉得在援疆工作中有那些感悟？

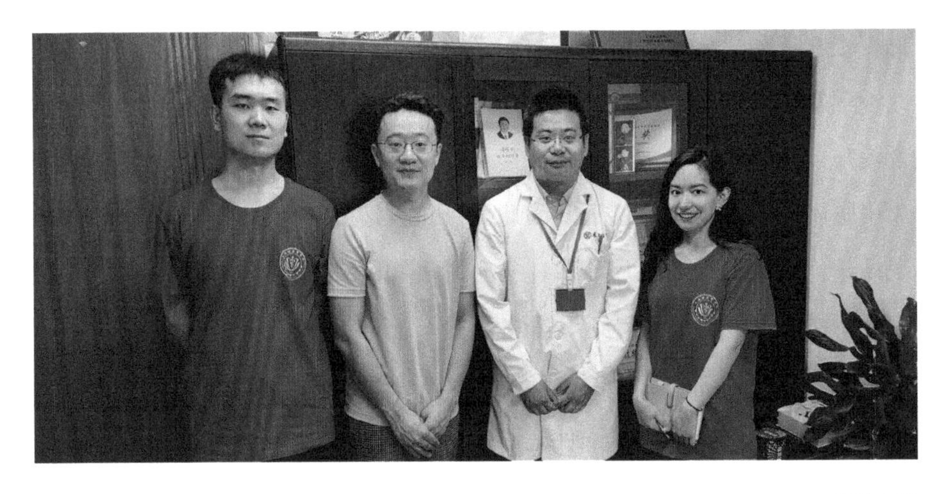

★采访合影

方赛峰：援疆工作还是蛮开心、蛮有收获的。在援疆队伍中碰到了那么多志同道合的朋友，尤其是吴院长，他真的是一个有情怀、有担当的、睿智的人。去援疆其实也是对自己的一种锻炼吧，去一个相对落后的地方从头来过，思考自己在这里能干些什么，又能留下点什么。就好比自己画下图纸，然后又一点点的建设起来，那种成就感是难以用语言表达的。

柴智斌：对于我们医学生有何寄语呢？

方赛峰：我觉得以后从事的不论是不是与你们现在所选的专业有关的工作，最重要的就是坚持，一件事坚持干下去总会有所收获的。还要坚持广泛深入的学习，不能一遇到困难就退缩，要学会解决问题。坚持地把一件事干下去，总会在这个领域成为一个有用的人才。

采访小记

2021 年 6 月 16 日，我们以医学生为视角，聚焦医学领域，挖掘学习援疆医务工作者先进事迹，来到了上海市龙华医院。阳光明媚，天朗气清，我们在龙华医院见到了方赛峰处长。会面之前，我们先通过电话进行了问候和初步的了解。方赛峰处长在电话中透露着承担这份工作的人应有的稳重，也洋溢着对我们来访的热情和积极。百闻不如一见，在处长办公室中，我们和方赛峰处长展开了深入的采访。

“处处闪烁着螺丝钉精神”是方赛峰处长工作的写照。作为医院总务处副处长，他勤勤恳恳地做好本职工作。他是医院行政管理绩效研究团队项目中的一员，医院被评为上海市节能先进单位，有他的辛勤汗水；他是第八批上海援疆医疗队成员，援疆期间，用勤奋与智慧推动新疆喀什第二人民医院后勤管理，助力喀什二院成功“创三甲”，获得喀什地区优秀援疆干部人才称号。

在这次采访中，我们不仅理解到了援疆专家为造福新疆当地百姓而放弃陪伴家人的不易，而且还感受到了为我们喀什定向班的少数民族树立的医学理想与奋斗目标。很庆幸我们能有这样一个机会让我们面对面与援疆专家交流，体验提高贫困地区医疗水平的伟大工程，能更好的学习专业知识、传播正能量，为建设家乡医疗水平而不懈努力。他给予医学生的寄语也更让我感觉是一位语重心长的长辈对孩子的嘱托与期望：坚持，认真，脚踏实地，鼓舞医者认真学习这些先进典型坚定理想信念、敢于挑战困难、展现医者大爱的精神。

何国跃：传承奋斗 援疆事业的使命与担当

采访时间：2021 年 6 月 16 日
采访地点：上海市卫生健康委员会
采访人及撰稿：
马志波 上海健康医学院校团委副书记
李建博 上海健康医学院医疗设备应用技术专业 2018 级专科生
沈顺栋 上海健康医学院临床工程技术专业 2018 级本科生

简介：何国跃——中共党员，第八批上海援疆干部，曾任喀什地区卫健委副主任，现任上海市卫健委办公室二级调研员。

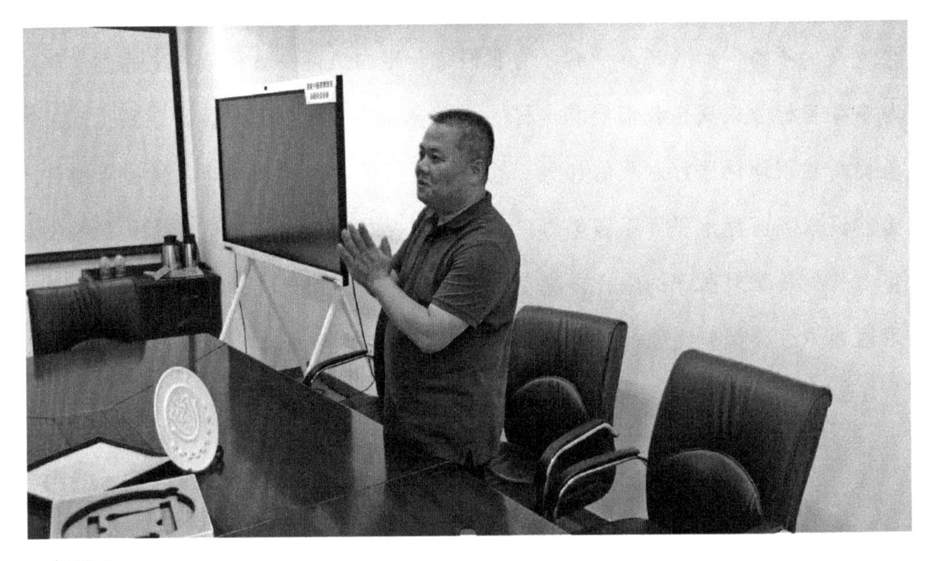

★何国跃

援疆工作大突破——助推喀什地区医疗卫生跨越式发展

李建博：作为援疆的当地卫健委副主任，是政策制定的参与者和推动者，和在一线服务的其他援疆干部存在一定的区别，希望何老师可以为我们简单的介绍一下当时在卫健委担任副主任时的工作。

何国跃：在2014年初，被市委组织部选派到上海援疆指挥部人才民生组工作，同时挂职喀什地区卫健委副主任。援疆三年期间的主要任务是，代表上海市卫健委派到前方指挥部推动医疗卫生对口支援的工作。

上海医疗卫生援疆工作的整体情况：在2010年第一次中央新疆工作座谈会后，按照国家的统一部署的要求，上海对口支援新疆任务由原来的阿克苏地区调整到了喀什地区。上海市领导十分重视医疗卫生援疆工作，多次组织专家团队深入到喀什地区去调研，在充分调研之后，2012年上海市人民政府召开了一个专题会，明确了上海对口支援喀什的医疗卫生任务是要把喀什地区第二人民医院打造成南疆医学高地和在莎车、泽普、叶城和巴楚这四个县开展“三降一提高”（降低传染病发病率、降低孕产妇死亡、降低婴幼儿死亡率、提高人均寿命期望值）。上海整合全市优质医疗资源进行医疗卫生援疆工作，喀什二院主要由市里的三甲医院派专家去进行对口援助；四个县则主要由上海的浦东新区、闵行、宝山、静安这四个区分别对口支援。通过多年的努力，特别是在第八批援疆医疗队的努力下，喀什二院在2015年成功创建三甲医院。其过程是相当不易的，喀什二院最早是喀什卫校的一个卫生室，后来在上海援疆之下才慢慢发展成为的三甲医院，上海医疗人才“组团式”援疆工作得到了中组部国家卫健委相关国家部委的高度肯定。经验和亮点在全国推广。2015年，西藏日喀则市人民医院开始实施医疗人才“组团式”，2018年初，西藏日喀则市人民医院也成功创建了三甲医院。上海市医疗卫生对口支援的经验和做法在全国推广，并在对口支援地区生根开花结果。“组团式”支援模式从医疗卫生拓展到了教育等领域，取得较好成效。在上海支援下，对口四县公共卫生体系建设不断增加，“三降一提高”援疆项目开花结果。针对当地结核病高发的情况，上海推出了“营养早餐”的项目，保证结核病患者可以坚持吃满一个疗程6个月的药，提高结核病治愈率，上海专门安排援疆资金用于抢救危重孕产妇，降低了孕产妇的死亡率。“三降一提高”这个项目紧扣当地公共卫生体系建设薄弱环节，做出了特色，对当地医疗卫生的发展也有很大的促进作用。该项目也被列入了第九届全球健康促进大会交流案例。

援疆工作——由输血到造血的转变

李建博：何老师，通过援疆工作提升当地医疗服务能力，最重要的环节是什么？

何国跃：援疆工作是按照“中央要求、当地需求、上海所能”这三个原则来进行，在上海的支援下，喀什地区的医疗服务能力在不断提高。但是要从根本上提升喀什地区医疗卫生事业发展的内生动力，培养当地人才是最重要的，是根本。多年来，上海采取援疆专家带教、接收新疆喀什地区医务人员来沪进修培训、开展研究生、本科生等学历教育，开展远程培训、查房带教等方法，为喀什地区培养各层次的医学人才。“影子院长”、家庭医生的培养也取得了很好的效果，逐步为当地培养一支带不走的队伍，实现由“输血到造血”的这样一种转变。

以人为本　关爱百姓

李建博：援疆三年期间，作为人才民生组组员和喀什时任的卫健委副主

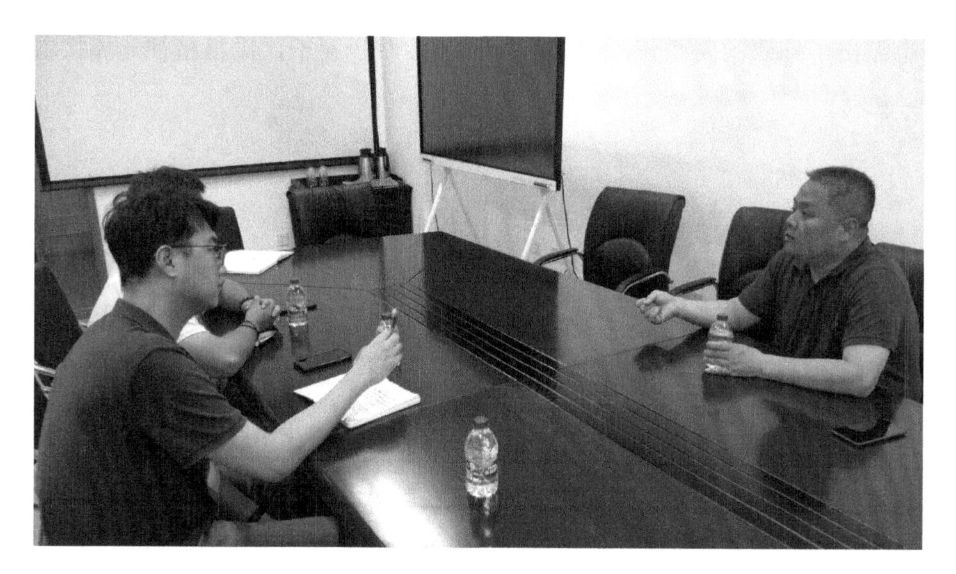

★采访中的何国跃老师（右一）

任主要负责的工作是什么？

何国跃：主要工作是整合上海的优质医疗资源参与援疆工作，提高喀什医疗卫生服务能力，做好桥梁和使者作用。同时也要投身到具体援疆工作的推动。再是关心服务好上海援疆医生，为他们解决困难和后顾之忧。我在喀什地区卫健委任职期间，分管援疆和妇幼工作，经常下基层调研，妇幼这一块工作与上海“三降一提高”援疆项目的推动也比较贴合。最终是要通过上海的援助，解决当地群众健康保障问题。

对口支援的接力与完善

李建博：现在是第几批援疆队伍？是否有和何老师一样的角色在喀什？

何国跃：已经是第十批了，上海市疾病预防控制中心的何懿处长，在喀什的前方指挥部人才民生组工作，同时担任喀什地区卫健委的副主任。随着对口支援新疆工作的不断深入，上海在新疆克拉玛依市卫健委也派出了挂职的副主任。援疆事业一茬接着一茬干，援疆精神一棒接着一棒传。

不忘初心　砥砺前行

李建博：在这三年是否为何老师带来了一些改变？

何国跃：在援疆3年期间收获很大，一是锤炼了党性，对口支援是国家战略，能够有机会投身到援疆事业中，我感到责任重大，使命光荣。在新疆工作期间，身边许许多多援疆干部在默默奉献，有的是疆二代，他们为了新疆的建设和发展做出了贡献，许多感动人心的人和事激励着我，为我树立了榜样。我作为一名共产党员和上海援疆干部，必须要有担当和作为。二是磨练了意志。我从东海之滨到新疆工作，在环境、人文、气候等方面都有很大的不同。在开展援疆工作过程中，我注重与当地干部群众的交往、交流、交融，与各族群众在工作中将心比心、以心换心，在相互增强信任的基础上，循序渐进，工作局面就顺利打开了。三是锻炼了个人的能力，工作中遇到困难时，我注重向当地干部群众和援疆干部同事请教学习，在工作中不断增加能力水平。

作为党员的使命与荣誉

李建博：恰逢建党100周年，希望何老师谈一下党员对服务西部的个人理解。

何国跃：作为一名党员，对于能够投身到对口支援新疆的国家战略当中感到十分光荣与自豪，也感到了自己肩上的使命与担当，3年的援疆生涯更坚定了共产党员的理想信念。我觉得党员就应该积极去艰苦的地方锻炼实现人生价值。

对大学生的寄语和期望

李建博：希望可以听何老师讲一下对于大学生西部计划或是将要投身于西部支援计划的人的寄语和期望。

何国跃：年轻人应该有一个去服务西部群众的经历，我们所在的援疆指挥部就有内地来的大学生志愿者和我们一起工作。他们年纪轻，参与了十分有意义的对口支援工作，增加了阅历、增长了才干，培养他们的责任感与使命感，有过这段难忘的经历，对他们今后的发展都会有很大的帮助。

采访小记

2021 年 6 月 16 日，我们担负着采访上海市卫生健康委员会办公室二级调研员何国跃老师的任务，一大早就从学校赶往市卫健委。正所谓百闻不如一见，在团委老师马志波的带领下我们见到了何国跃老师，何老师一见面就非常热情地迎了上来，随后我们在会议室中展开了深入采访。

采访刚开始，何老师就表示会积极配合我们的采访，并从一位援疆参与者的角度为我们介绍了上海医疗卫生援疆所取得的成果，以及喀什二院成功创建成为三甲医院的经验。从民众中来到民众中去，援疆工作也逐渐从输入资源转型为当地自给自足，设身处地地考虑当地群众在经济、宗教、知识、人才、模式上与上海的差异，为他们提供更合适、优质的医疗服务。取得他们当地各族群众的赞赏与认可。

在本次采访之中，我们清楚认识到了对口支援工作并不仅仅是那么几批人的使命，应该是全中国人的使命，更是全中国年轻人所应当去承担的使命。即便我们可能没有机会去参与援疆、援藏等对口支援计划，我们也应该珍惜平日来之不易的美好生活。

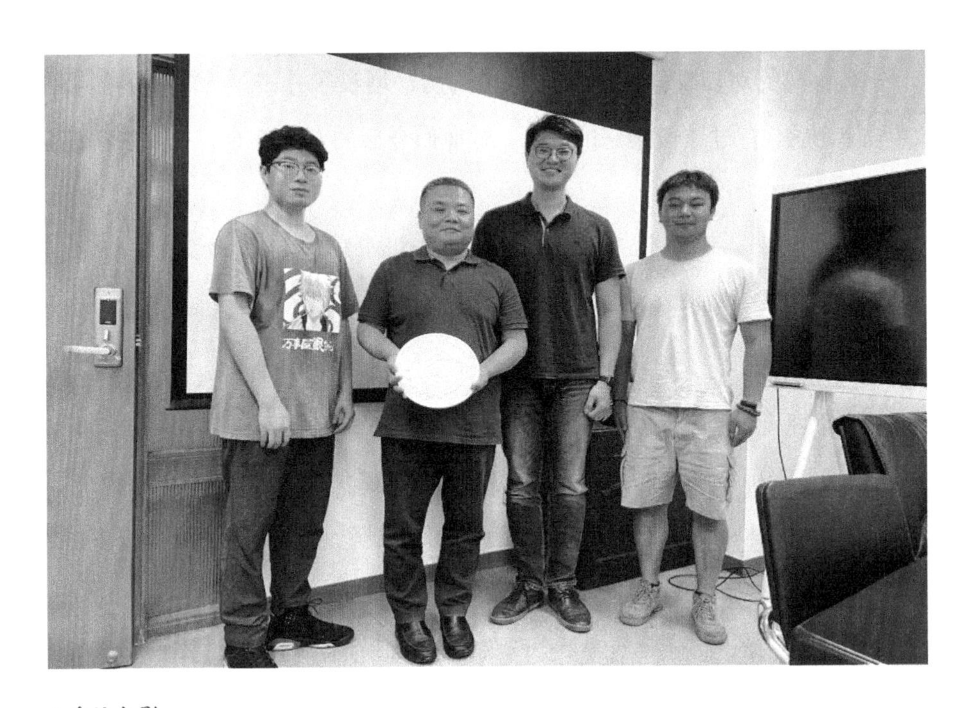

★采访合影

陈 麒：大爱无疆 牺家为国

采访时间：2021 年 7 月 27 日
采访地点：新疆喀什二院
采访人及撰稿：
李若洋 上海健康医学院艺术教育中心教师
韦亚宁 上海健康医学院医学影像技术专业 2019 级本科生
周紫宜 上海健康医学院医学检验技术专业 2019 级本科生
夏依玛 · 买买提吐尔逊 上海健康医学院临床医学院 2020 级本科生

简介： 陈麒——上海中医药大学附属曙光医院肺病科主任医师，中组部上海市第九批和第十批援疆人才，上海中医药大学援滇人才。上海市脱贫攻坚专项奖励记大功个人，上海中医药大学优秀共产党员，中华中医药学会肺系病分会委员，上海中西医结合学会呼吸分会专业委员会常务委员，中国民族医药学会肺病分会委员，上海市中医药学会呼吸病分会青年委员，上海市抗癌协会胸部肿瘤专业委员会青年委员。中国医师协会中西医结合分会呼吸病专业委员会青年委员，中国医药教育协会专家委员会肺康复分会常务理事。在核心期刊上发表专业论文 20 余篇，其中 SCI 有 3 篇总分值 12 分，参与著作编写 4 本，主持省部级课题 4 项，局级课题 6 项，参与国家级课题 5 项。获得第十届上海中西医结合科学技术奖三等奖，第九届上海中医药科技奖三等奖，中华中医药医学会科技三等奖。

一来喀什　便是 3 年

韦亚宁：了解到您在喀什二院工作了很长一段时间，请问您是哪一批援疆的队伍呢？

陈　麒：现在援疆工作应该进展到了第十批援疆队伍，第十批是从 2019 年 12 月至今。但是我比较特殊，我是上海市第九批第二轮援疆医疗队员，2018 年 8 月我来到了祖国西北边陲城市喀什。之后我又延期了一年半，到现在是差不多 3 年。

韦亚宁：您当时是出于一种什么想法，或者是在什么契机下选择加入了援疆的项目？

陈　麒：当初来援疆的话，最初其实也是领导组织找到我的。因为当时那批援疆队伍也提出了一个需求，就是需要主攻呼吸方面的中医科医生。正好我的专业是对口的，我又是在上海中医药大学附属曙光医院的肺病科工作，并且在 2014 年到 2015 年的时候，我也去支援过云南的医疗事业，相对其他人来说更有经验，这种情况下我就义不容辞了。

韦亚宁：时隔了 3 年之久，您是否还记得您 2018 年刚到喀什的第一印象？

陈　麒：那是我第一次来到喀什，一切都是那么陌生。因为从上海过来嘛，一开始肯定是有落差的。首先这个城市，它的民族特点是比较明显的，这里的人蛮热情的，特别好客。后面工作过程中，我们同事会经常一起利用业余时间，大家一起聊聊天、吃吃饭，有什么工作上生活上遇到的问题也会聊聊，交流下来很自在。来了之后，我发现在党和政府的帮助下，喀什地区居民的生活、健康水平发生了翻天覆地的变化，但是现代化的发展跟上海相比都还是很有差距的，而且当地群众以维吾尔族居多，对中医了解甚少，我深感中医援疆之路任重道远。

中医适宜技术助力健康扶贫
自治区卫生与健康适宜技术推广项目
“降压八段锦”联合耳穴贴压治疗原发性高血压推广应用

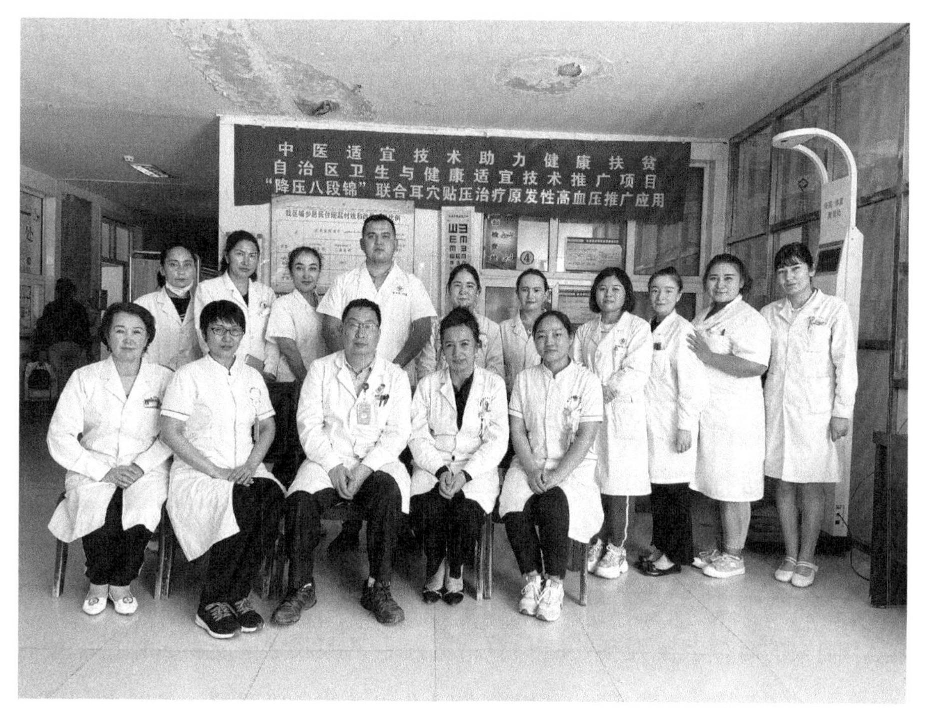

★喀什二院工作的陈麒（第一排右三）

困难重重　一波三折

韦亚宁：那您刚到喀什二院的时候，对二院和您今后工作的科室是种什么感受？

陈　麒：到了喀什二院以后，我们先进行了一个月的调研期。在调研期里，我们对医院现状有了更全面、更真实的认识。在前几届援疆队伍的努力和政府的帮扶下，医院的各方面已经有了很大的发展，这些成就和进步是绝对值得肯定的。但是因为我们当时来的时候喀什二院的定位是三甲医院，三甲医院都是要有一定的标准的。所以对我而言，医院离我们的预想值还是有一定差距的。打个比方，在我刚接手中医科的时候，在我印象当中，中医科肯定就是以中医为主的。但是第一次查房的时候，我就惊呆了，整个床位上就没有一个人是使用中药的。原因就在于科室里医务人员的中医药基础水平太差。他们基本上都不会开中药方，中药的辨证论治也都不会，辨证论治包括辨证和论治两个过程，这是中医认识疾病和治疗疾病的最基本原则，这些都不熟练，可见基础掌握不扎实。所以在临床治疗上他们就有可能会回避自己不擅长的那一部分。

韦亚宁： 那您是如何解决中药科室医务人员基础薄弱的问题的呢？

陈　麒： 因为科室里他们中药辨证论治这方面的基础知识都不是很好，是需要重新进行相关的培训。但是全部内容从头再讲是需要一个很长的过程，那么我就侧重先从中药方剂和经典案例开始培训，当然培训过程中也遇到了困难。

刚来的时候我就发现，喀什整个医疗水平跟我之前支援云南的二甲医院来比都还是有一定差距的。以前在云南我援的是呼吸科，纯粹教授医疗技术，我是不用定制度立规矩的，因为他们日常医疗规章制度是可行的，每天纯粹就是带着他们查房，然后讲课，教他们气管镜、呼吸机等医疗技术。但是在这里的话，除了业务培训之外，还要考虑管理因素，让他们对自身的安排进行合理的分配，将维稳政策方面的工作和医疗工作进行合理的结合。因为有时候他们也比较乱，就像刚才说的，他们虽然有这些任务，他们也会自己分配，但是分配这些任务的时候，是没有条理的，就比如说有些医生经过他们自己分配以后，可以连续一周到两周全都不在科室里。那后来我说这个不行，一方面驻村下乡扶贫肯定要做，科室也积极配合，但一方面我们医生的工作肯定是需要一定的连续性的，你半个月都不在，业务学习和工作都不开展，半个月以后突然回来，各方面都会生疏。如果管病床的医生，两个星期不来就很难对患者的即时情况有连续性的认识。所以我就需要给他们合理安排，把这个管理因素加进去，合理地安排时间，比如说这个星期，你完全可以利用两天时间下乡，其余三天时间就好好的工作，进行业务学习。这样的话，你每个星期都有连贯性，才能够保证你的业务能力有所增长，同时在工作方面，对患者的情况也会有了解。

为了解决科室医务人员基础薄弱的问题，就要进行培训，若进行有效的培训工作，就要先从管理上着手把他们安排到每个星期都有时间进行业务学习，只有这样才能循序渐进。

韦亚宁：在您管理与培训工作并施的情况下，中医科整顿的效果如何呢？

陈　麒：效果还是挺好的。本来我来的时候中药使用率是零，真的是零，我也很震惊。我一开始想他们是没有中药房吗？如果没有中药房，这个情况也情有可原，大不了从零开始。但是中药房都有，包括颗粒中药也都有，就是没人使用中药的习惯。那么在管理、培训等一系列活动开展到目前为止，他们的中药使用率已经达到 70% 以上。

韦亚宁：因为您刚才提到科室内的医生其实是不习惯使用中药的，那这 70% 以上的中药使用率的成就肯定也经历了一波三折吧？

陈　麒：对，最开始的时候是很难，我们也整整用了大概一年多时间把他们培训起来了，现在他们都习惯按照要求开中药方。当然这个努力成就的过程是循序渐进的，当初我规定他们收治的床位必须有 50% 以上使用中药，刚开始查房的时候我会带着他们开中药，半年之后，我就规定他们必须能自己一个人开中药。一直到 2019 年的下半年，基本上科室里的人都已经可以自己独立开中药了。来了患者以后，我也会进行主任查房，在我查房的时候，我会再看看他们开的中药效果怎么样，进一步的进行调整。刚查房的时候，我记得整整用了两个星期，他们才知道患者来了需要请示我开中药，否则来了患者他们就是按照常规，一堆补液开上去就没下文了。他们完全没有主动开中药的意识，即便我都说了如果不会开，没关系，第一个患者来了以后先请示我，我会把这个患者需要开的中药方都跟他们分析一下，但是他们两个星期之内都没有这个意识，还是按照老常规来。所以过程中我也采取了一些强硬的措施，毕竟我们是中医科，我肯定是为了科室，我是要帮助科室发展的，我也不光是为了提高医院的效益来的。虽然说这样做的话，对医院的药占比、收入比都是有好处的，但我的目的还是提高医生的整体水平。

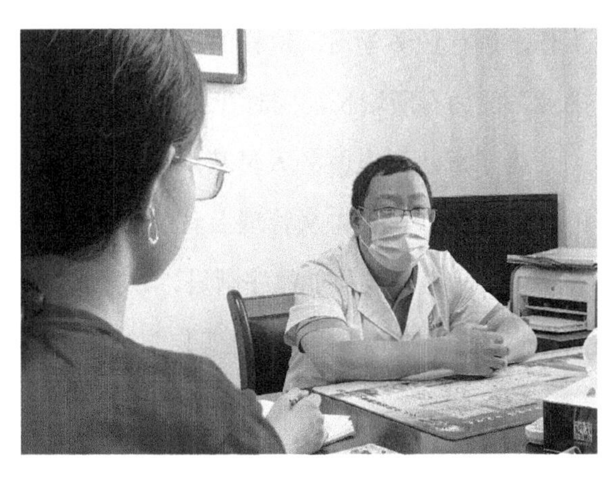

★采访中的陈麒

中西结合　药到病除

韦亚宁：您之前提到您在云南主要援助呼吸科，来到喀什就援助中医科，那您最初学习时候的主要研究的方面是哪里呢？

陈　麒：是这样的，我主要是从事呼吸科，到目前为止大概已经从业16年了，但是我们工作的大学是上海中医药大学，所以说我科室大多数的医疗技术其实都是和中医相关的，我们是中西医结合治疗。你到其他的呼吸科的话，他们开展的一般都是常规的一些治疗，比如说补液、打抗生素，做呼吸机或者气管镜，这些我们也都开展，但是我们比别人多出来的就是中药和穴位治疗等中医特色治疗。还有就是一些中医适宜推广技术，比如说别人的肺康复可能就是呼吸训练之类的，但是我们肯定是要融合自己科特色中医康复技术以及六字诀，八段锦，所以说我们等于是中西医结合治疗的。我也会把这些因素和元素都去融入到我去援助的科室。当然，科室本身的性质还是在的，就像我援的云南既然是呼吸科，那我可以把中医元素的东西融入进去，但不可能融得太多，因为他们科室本身还是西医，他们没有中医的。当然我会把一些就是中西医结合相参合的方式融入进去。但这里不一样，这里援助的是中医科，中医再不用上是说不过去的。援助的科室不一样，我采取的方法和着重的方式也是不一样的，比如在云南的话，他们当时要我过去主要是协助气管机和呼吸机为主。那这里如果说中医科还是以气管机、呼吸机为主就是不现实的，相对来说中医药治疗才是更好的选择，比如说对于高血压的话，我们就采取推广降压八段锦和针灸穴位治疗。还有肺康复的话，就像刚才我说的，融合八段锦、六字诀、五禽戏进行锻炼，肯定是要体现出中医特色。

韦亚宁：那我们医院人多吗？中医科室的规模大不大？

陈　麒：中医科规模的话，我来的时候科室的整体构架是呈现倒金字塔形的，就是他们有 3 名主任医师、2 名主治医师、1 名住院医师，当时我来之前还有 4 名住院医师辞职了。在上海都是正金字塔形的，住院医师越多，分摊到个体身上的工作量就越平均，效率也就越高。到目前为止说，他们的构架已经渐渐转过来了，现在是 3 名主任医师、4 名主治医师、大概 4 名住院医师。后续都是我陆续招进来的，现在就差不多平衡。康复技师当时来的时候，他们就 4 个人吧，现在他们康复技师已经达到了 8 个人。本来的话中医科是在这里的 2 楼，大概一个小楼面，现在的话，搬到了分院，有两个层面都是我们的病房。刚来的时候，床位大概就 18 张吧，到现在已

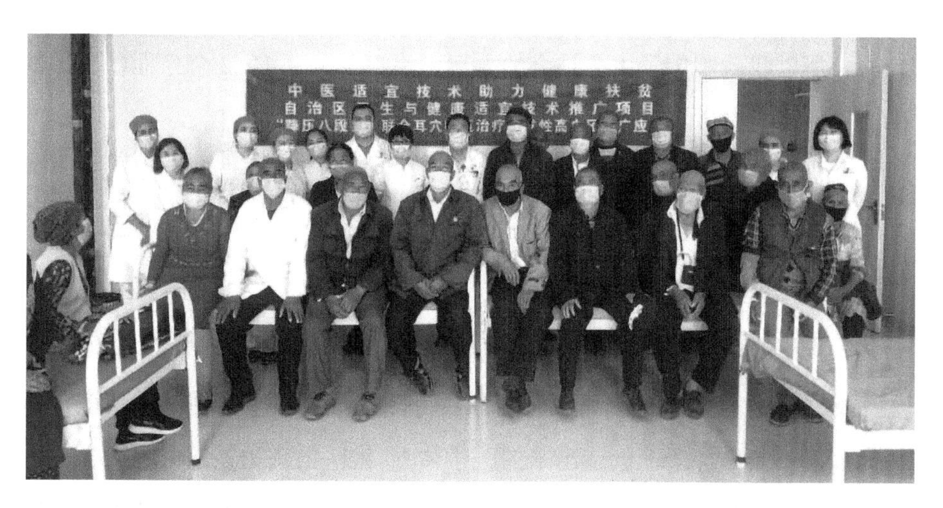

★推广降压八段锦中的陈麒（第二排左八）

经发展到 40 多张床位了。

韦亚宁：您在科室工作的过程中，有没有遇到过让你印象深刻的患者？

陈　麒：难忘的患者也是有的。比如，在推广降压八段锦来预防和治疗高血压，当时我们把这个技术直接做成了一个二维码，5 月份推广到叶城县的时候，有一个老人他通过扫这个二维码，播放了八段锦的视频，他就跟着视频一起学。后来 7 月份新疆发生了疫情，整个新疆和各县都进行了封城。封城了以后，我对这件事情都有点淡忘了，但是我们科也有一些常驻叶城县的人员，他来反馈说当时封城这个老人其实是缺降压药的，降压药是需要一直吃的，家人也比较担心，但是没有办法，乡村的药储备量也不够，他就只能跟着当时我们推广的视频来练习降压八段锦，当时我们的驻村中医大夫也一直电话指导他。一直到封城两个月结束以后，他的血压没有突发增高，避免了脑溢血的危险情况，避免了其他所有的危险因素，平稳地度过了两个月。因此这个老人就非常感谢我。但其实我也没想到推广的效果会这么好。

我还记得有一个女患者是突发神经性耳聋，她也是到处治疗都没什么效果，后来她来了我们二院的五官科，当时我也参与了她的会诊，在会诊中我了解到她到每家医院都是进行了补液之类的治疗，一直没有试过中医疗法。所以我就制定了中药结合的方案，治疗了大概 1—2 个疗程以后，她的突发性耳聋基本上就消失了。从此之后她就非常相信中医。

中医维医　相互辅助

韦亚宁：新疆这边有没有像藏医之类的地区内自成一派的医学流派呢？

陈　麒：有的，新疆就有维医啊。维医也可以叫维医学，它是维吾尔族与疾病不断做斗争而创造出来的医学体系。维医的理论是四大物质学说、气质学说、四种体液学说等，他跟中医在有些方面是相似的。其实要我说在这里医学上是三大体系，西医、维医、中医。西医占主导，维医相对来说，比中医更能开展，因为这里是南疆，南疆维吾尔族还是比较多的，对他们来说是他们族本身的一个医学，就像我们中医，其实中医最开始也叫汉医，就是汉族发展起来的医学，当然现在笼统地都叫大中医，包括维医也是属于中医的一种，我们现在中医的概念就是大中医，就是传统医学，包括维医、藏医、苗医等都是属于中医，当然不同医学当中技术与用药还是有所区别。

韦亚宁：那维医它对中医的推广有没有造成一定的影响？

陈　麒：会有一定影响。为什么我说刚来的时候，中医开展的不是太好。可能就是这里有它自身信仰的医学流派和体系。但不管什么医学，最终还是凭效果来说话。患者只有自发地认可西医、认可中医，他才会主动选择采取这种医疗方法来进行治疗。我还记得第一次来的时候过古尔邦节，我们中医科的病房里面只有五个人，全都回去过节了，就像上海的春节，大家都回去过春节了，也不愿意留在病房。但是现在你如果有空的话，到病房看一下，你们会发现病房里坐的大多数都是维族的同胞。因为他们已经认可中医的效果了。比如前几天的古尔邦节，我们的病房 40 张床位有 34 个患者都还留在这里做治疗。他们已经开始认可我们了。

但是凡事出现必然有它存在的道理，维医本身还是有很多地方也是值得我们学习的。我记得当时中医药大学博士来喀什参观，我就联系了维吾尔自治区人民医院，组织参观了维医。我想既然我们是中医药的学者，中医的概念应该就随之扩展了，大中医的范畴内都需要去了解一下。他们去看了以后，对维医治疗皮肤病方面的技巧和方法印象特别深刻。所以说各个流派都各有各的特色，维医几千年的历史，能够源源不断地传承一定有它的过人之处，我们多学习多传达，对大家一定是都有好处的。

韦亚宁：您是如何克服阻力在地区内实现中医的普及化推广的呢？

陈　麒：为了尽快提高大家对中医药的认识，发挥中医药治疗对于改

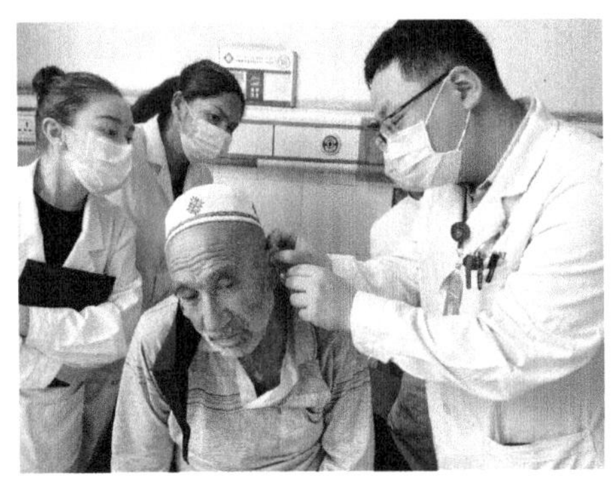
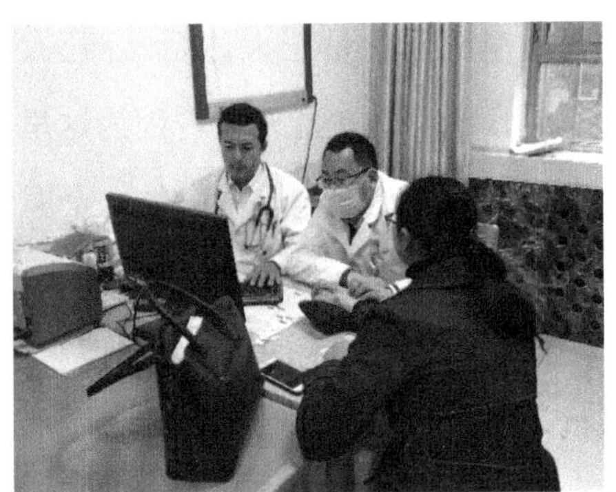

★就诊中的陈麒

善生活质量，提高预期寿命的作用，我发现在医院坐等显然是不行的，中医人必须走出去，必须要加强中医的宣传。所以，我请示并得到了前方指挥部和喀什二院领导的支持，联系了喀什电视台节目组录制四期“中医四季养生”节目。节目播出后，反响很强烈，中医科咨询和诊治的患者数量也在大幅度的增长，冬季膏方调理的数量一下子从原来的几人增长到了百余人，而且还有不少是维族同胞。良好的效果不仅吸引了患者前来就诊，同时也吸引了伽师县人民医院中医科同道的目光，我也应邀为他们做了膏方讲座和义诊。

大爱无疆　牺家为国

周紫宜：了解到您之前已经在新疆援助了一年半，您的家人对您继续援疆的选择是一种什么态度呢？

陈　麒：家人首先肯定是会担心的吧。因为本来一年半援疆结束，我可以回家了，正好也碰上我儿子也上小学了，我肯定还是想回去的，一个原因是要解决孩子的上学问题，另外一个原因毕竟4位老人都已经年纪大了，不在他们身边我也不放心。但是，后来第九批援疆的时候，和领导人也再次交流沟通了一下，谈话的时候我爱人正好也在这里，谈的内容她也都知道，然后她的意思是，家里她照顾，我就继续留下援疆吧。因为她来了之后她也感觉到这里的人比较热情，这里的各方面情况她也都看到了，她说作为医生，你就多救人吧。

但心里想想我挺对不起她的，也就是2020年吧，我爱人查出来乳腺癌，后来她还是一个人做手术治疗了，所以我有时候也会想，如果没有继续援疆，在她身边陪着她可能会好一点。我其实一直觉得家庭和事业应该是平行关系，大家小家其实都是要顾的，但是有些情况还是要看孰轻孰重吧。虽然最终做出的选择在有些方面会有遗憾，但我的选择是有意义的。

而且按照2020年来说的话，我如果不再援一年半的话，可能我就会去武汉。因为那个时候武汉疫情嘛，当时也给医院写过请愿书申请去武汉，但因为还在援疆就被拒绝了。当时跟我最早一批的援疆结束回去的都是去了武汉。国家的需要肯定是要义不容辞的，而且我们本身就是对口专业，能贡献很大一部分力量，但是因为援疆的原因，为了保持援疆的一个完整性，万一新疆有什么事情的话，我们也能及时发挥作用，所以说后来医院就没有批准，这也算另一个遗憾吧。

你如果问，来到喀什值得吗？再次踏上援疆的道路，虽然有所舍弃，但这条道路是有意义的。我要做的就是尽力去帮助新来的援疆兄弟们做好准备，尽快地融入到工作中去，好在令人欣慰的是，我的努力没有白费，喀什二院中医科的进步有目共睹，诊疗基础越来越坚实，诊疗效果也获得了很多患者的肯定。

中医援疆，大爱无疆。我想，为群众解除疾苦应该是我们所有中医人最大的心愿和使命，或许也是我再次踏上喀什的原因吧。

周紫宜：虽然您没去成武汉参与前线的抗疫工作，但后来新疆的疫情，您也一定发挥了您的能力吧？

陈　麒：对，后来新疆疫情起来的时候，喀什地区的第一例就是在喀什二院发现的，当时发热患者进放射科检查就发现了有问题，立马就开始了一系列的抗疫工作。在疫情期间的话，二院其实也很辛苦的，基本上二院所有的医护人员都上了前线进行核酸的大检测和疫情保障工作，包括我们中医科，立马就停掉了，我们的病房拿出来做了发热病房。我还记得中医科当时就我一个人留守在医院里面。然后其他的中医科的医护人员，一批分去做核酸检测，一批分去隔离病房。他们每天把情况反馈给我，然后我给他们进行治疗分析和中药调整，中药防治。在这次防疫当中中医也是立了很大的功劳，但是本身这里懂中医的并不太多，进行中药防疫的人，他对中医药研究不深，很多东西都是教条式的，就直接按照乌鲁木齐给的药方进行防疫。打个比方，在他们防疫过程中，有一个孩子一直肚子痛，痛得很厉害，找不到什么原因。我就问了患儿每天的饮食习惯和用药习惯，了解到他每天都用中药方，我又去要来了中药方的配方，配方一看就知道问题了。这个孩子才十岁左右，但每天的中药方里有 30 克石膏，这是成人的用法，不适合孩子。但是发放中药的人不懂中医，他只是教条式地用这张防疫单。中医我们讲究的是辩证论治，每个人的情况是不一样的，一张防疫方对每个人都通用的情况也有，但是针对小孩和成人在用量上和药材选择上那肯定还是有区别的，不能够一味地照搬。后来我就建议他们，小孩的话，最好用小孩的药方，无论从药量、药性上都要有所权衡，不能像成人一样，还是需要辨证适当缩减一下。所以我就根据患者自身情况把中药方进行了调整，患者就好了。就像类似的情况有很多，虽然说我可能在疫情后方，没有到一线跟他们一起进行核酸检测之类的工作，但是，每天我把他们的基本情况掌握了以后进行指导，根据患者个体差异重新调整药方，效果就好多了。既能达到防疫作用，也没有因为用药失误而产生消极作用。

恩威并施　诲人不倦

韦亚宁：在您开展医教研相关工作的过程中，您有遇到什么困难吗？

陈　麒：医教研方面也是让我印象比较深刻的。刚才我说很多都是医疗方面，那么在教育方面，我刚来的时候，他们整个中医科室是没有任何课题的，一个地区级的课题都没有。我就开始在课题这方面协助他们。当然这些课题的成就不能够凭空获得，我觉得不通过劳动和努力，不能凭空给他们吧。但是可能因为怠惰的氛围，他们都希望我帮他们全部写完以后自己交上去，包括论文也是，这个我绝对不做的，第一个对他们的能力提升没有任何好处，第二个会养成偷懒的心态。所以我一直严格要求他们要自己动手写，我可以辅导，我可以教他们上课怎么去书写、怎么去修改、怎么去揣摩评审的心思。包括他们做课题的过程中我就说了，你们要去参加一个课题，你们就必须把前几年所有评优的课题的项目名称拿过来一起研究，找出来以后分门别类，看一下哪些是评委关心的方向。他们开始就非常不理解。我说这就是揣摩评委的心思呀，哪些方面才是他们评审的重点，如果自己毫无目的地去写，可能你写了一个你认为写得很好的，但是别人一看这个东西已经研究烂了，没有新颖性。

就到 2021 年为止，我们总共中了 4 个省部级的课题、4 个地区级的课题，有了成就大家就很有积极性了。也就是因为这个他们后面一年半不让我走，因为中课题都是实打实的成就嘛。我也比较实在，当时我也说过，第一个，医疗水平上去了留住了患者，这是他们自己本身的实力；第二个，科研上去了，有课题了。现在晋升都是要讲究课题的，这些都是实打实的好处。

后面随着来中医科就诊患者的不断增多，我也深刻地认识到自己一个人的力量是十分有限的，只有做好“传帮带、师带徒”，把科室年轻医生培养好，才能真正解决喀什二院中医科发展的问题，留下一支“带不走”的队伍才是喀什地区中医药事业的关键。所以，尽管科室人员十分紧张，我还是咬牙调配人手去上海曙光医院进修，举办了喀什地区第一届中医康复论坛，邀请上海中医药大学多名知名专家和博士团来授课交流，巩固提高喀什地区中医药事业。在我的倡议下，上海中医药大学和喀什二院、曙光医院和中医科也分别签订战略合作关系，以“面对面、点对点、实打实”的帮助喀什中医药事业发展。

韦亚宁：在您培养人才，带学生的过程中，您有什么特别的心得体会吗？

陈　麒：说老实话我刚来的时候，有好几次都气得想摔东西，在治疗上和日常的工作上，可能他们的工作氛围问题，长期的枯燥的工作让他们都懈怠了。一个学术上跟不上，另外一个就是在态度上我觉得也不行，这里没有警觉性。学医的应该要知道，我们要为患者解决问题，但是我们真的是要为别人解决掉困难，不是说敷衍别人，我们是医生，每次接待患者都要把我们的所学发挥到极致，不能漠视生命。

韦亚宁：对于这种不是很积极的学习氛围，除了您说的加强管理，您还有采取其他的方法吗？

陈　麒：那肯定主要还是通过管理方面，但是有时候在沟通技巧上也是需要恩威并施的。因为我也知道他们这里的工作是比我们在上海其他所有的工作加起来都繁重，不知道你们今天在医院门口有没有看到穿着隔离服的护院队，他们的任务太繁重了。但是我们毕竟跟其他职业面对的群体不一样，我们是面对生病的患者。就是说我只能在我的层面上尽可能地去帮他们缓解一下，让他们多出时间去关心患者。譬如说这里一周无休，因

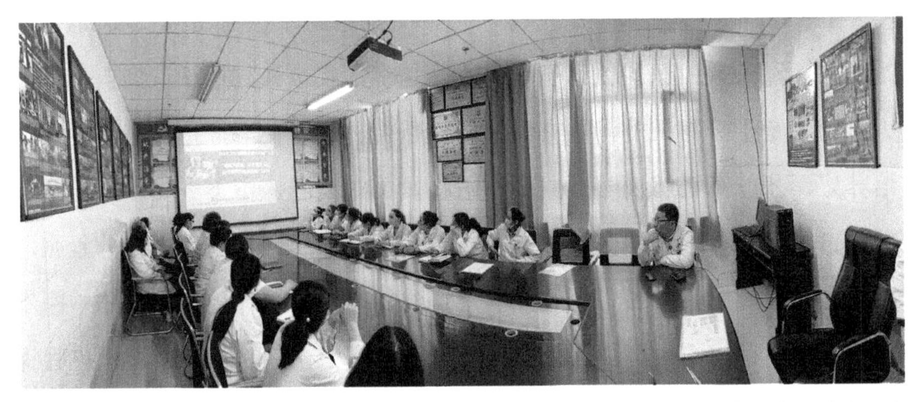

★开会讨论课题项目中的陈麒（右一）

为他们所有的事情加起来真就是一周都没办法休息。那么后来我也制定一个制度就是强迫他们一周必须休 1 天，人不休息是不行的，每个人肯定都要休息放松一下，第二个就是家里还是需要关心一下。“威”嘛就是在绩效上面去把关，谁学习更好、课题成果越多，那我肯定绩效上会有体现；“恩”就是关注他们个人状况，调整他们的休息时间，在休息时间里调整好自己的状态，跟家里人多相处相处。另外我还会要求他们每个月给我交一篇学习心得，哪怕是一些学习上的小心得也可以。很多理论知识只有你自己去思考、去梳理、去总结，那才是属于你的东西。实践内容和课题研究都是这样的，如果你不操练，自己不亲自动手写，无论我说多少次，你永远不知道怎么做。所以我当时也就立下规定，有人找我做课题我也会尽力帮他。但是初稿必须要他们自己写出来，后续我帮忙修改，他们再反复去完善，只有在一遍遍的修改中，他们才会感受到整个过程是怎么样的。他们学到本领，以后一个人也可以轻松应对各种情况，就比如现在他们可以独立上门开中药，那我觉得这就是对我的回报，我也会觉得自己做的事情是有价值的。

周紫宜：作为在医学道路上奋斗了许多年的前辈，您对我们医学生有没有什么寄语？

陈　麒：学医很苦，其实是从内心来说，凡是医生毕业了，都不忍心自己儿女继续学医，真的太苦了。整个医学生的学习啊，他的课程就是比较枯燥的，而且是比较繁多的。我也没什么好多说的，就是耐得住寂寞，耐得住枯燥。还要把基础知识学扎实，把技能学好，因为我们以后上了临床，真的要实打实的，混是混不过去的。

采访小记

“舍小家、为大家”，对于陈麒医生来说，这不是一句空话，而是实实在在的行动。作为二次援疆的老队员，他放弃了陪伴年幼的孩子茁壮成长，遗憾于未能陪伴家中年长的老人，在“大家”与“小家”之间，他还是忍痛选择奔赴更需要他的“战场”。来到祖国西北边陲的城市喀什，面对陌生的环境和艰巨的工作任务，他从未放弃，他想尽各种方法去实现，去靠近他心中所期许的目标。

在喀什，他是患者眼中悬壶济世的好医生，他是学生们眼中严厉尽责但仍关切他们的好老师，他是为科室谋发展的好主任。但在他铁汉柔情的内心深处，他只是个期待与孩子奔跑玩耍的爸爸，他只是个愧疚于未能陪伴妻子做手术的丈夫，他只是个会因为思念、因为愧疚眼角会泛起泪花的普通人。但为了他身上白大褂所赋予的使命，为了他肩上担起的责任，他还是选择披上“让疾苦闻风丧胆的盔甲”，举起“消除病魔的利剑”，义无反顾地奔赴不那么完美但却充满魅力的西北边城，去治愈，去安抚受伤的身躯与灵魂。这也正是让我无比触动的点，作为未来的医务工作者，我们也会在未来的工作中，面临着许多家庭与事业的抉择，或许是一场突如其来的夜班，无法一同庆祝家人的生日；或许是因为照顾病危的患者而无法陪伴自己的亲人……在与病魔斗争抢回生命的危急时刻，在一个脆弱而鲜活的生命正在你面前一分一秒的失去活力时，身穿白大褂，以救死扶伤为信仰的我们难道会因为个人原因而错失救人的关键时刻吗？在这种时刻，我想每一位合格医学生的答案是必然且唯一的。我们可能会因此错失陪伴家人的时候，甚至在人生的某些重要且独特的时刻为了工作而产生遗憾。但我们绝不会因此而后悔自己的选择，我们虽在自己的“小家”上有些许遗憾，但我们却在不断治愈其他无数的“小家”，给予每一个“小家”希望。

就像陈麒医生所说的那样：“为群众解除疾苦应该是我们所有中医人最大的心愿和使命。”我想，对于在医学道路摸爬滚打的我们来说，应该向道路前方的前辈们学习致敬，不仅仅学习他们的专业技巧，更是要学习他们身上弥足珍贵的、透露着仁爱与奉献的医者精神。

周　赟：教学相长，让思想与技术共同提升

采访时间：2021 年 7 月 26 日
采访地点：喀什地区第二人民医院
采访人及撰稿：
克里比努尔 · 阿布都热依木　上海健康医学院助教
阿尔曼江 · 阿不都热合曼　上海健康医学院临床医学专业 2020 级本科生
柴智斌　上海健康医学院临床医学专业 2020 级本科生
凯赛尔 · 艾山　上海健康医学院临床医学专业 2020 级本科生

简介：周赟——上海交通大学医学院附属新华医院妇产科业务骨干，每年参与救治危重症孕妇几十例，参与凶险型前置胎盘复杂介入联合手术十余例。同时每年完成产前诊断操作（羊水穿刺、绒毛膜穿刺、脐带血穿刺等）300 余例。常年担任科室教学骨干，参与本科及住院医师规范化培训基地教学任务，曾被评为交大医学院及新华临床医学院优秀带教教师。主持并参与多项省部级和局级临床研究课题，以第一作者或共同第一作者发表 SCI 论文 2 篇，中文核心期刊 2 篇。获得 2019 年度上海市事业单位脱贫攻坚专项奖励嘉奖。现任喀什地区第二人民医院产科主任。

援助边疆　义不容辞

阿尔曼江·阿不都热合曼：我们是上海健康医学院暑期社会实践活动的队员，我们了解到您是第十批的援疆专家来采访您，来了解一些援疆的故事。非常感谢您能抽出宝贵的时间来接受我们的采访。我们想先了解一下您的工作，请问您任职于哪个科室？

周　赟：我来自上海市交通大学医学院附属新华医院妇产科，在我院妇科与产科是同一科室。在这里因为妇科和产科是两个独立科室，我现在在产科。

阿尔曼江·阿不都热合曼：能分享一下您的求学经历吗？

周　赟：我1998年进的大学，那时候还是叫第二医科大学。在2003年，医科大学并入了交通大学，就变成了交通大学医学院。所以我毕业的院校应该是算交通大学医学院。

阿尔曼江·阿不都热合曼：请问您援疆的这个想法是怎么萌生的？

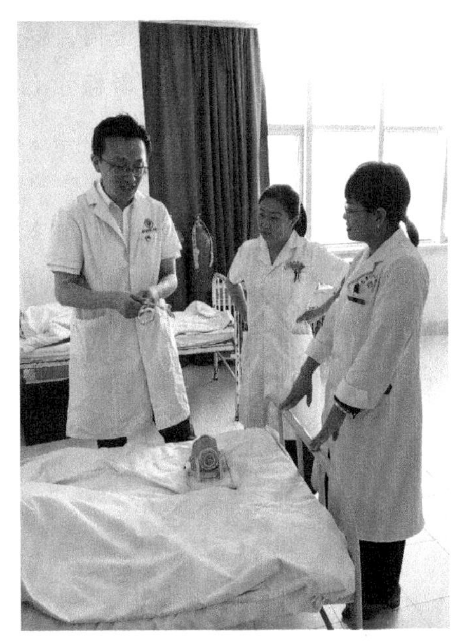

★会诊中的周赟

周　赟：故事说起来有点长。一轮专家是一年半，我是3年，又延长了一轮。第一轮来的时候是2018年，本来是要一个病理科的专家，但是病理科找不到专家来，根据这里的需求临时更换的。喀什二院2018年妇科、产科刚刚分开。2018年前一轮的援疆专家还没走，所以跟医院和上海市委组织部提出除了要一个妇科援疆专家外，还需要一个专职的产科援疆医生。市委组织部给新华医院派了任务，需要在十五分钟之内把名单报上来。主任找我谈话询问意见，我考虑了两三秒，果断同意，及时将名单报给了上海市委，所以我 2018 年就来了。

2019 年 8 月份援疆工作满一年，接下来还有半年就是收尾工作。这里的工作开展的也不错，申请到了几个课题，和上海还有一个合作的课题。正好在职院长崔勇在征询有没有谁愿意要再延长一轮。我考虑了一下，觉得工作还没有做完，还有很多工作延续下去的话可能效果会更好一点，和家里商量后我决定再延长一轮为期一年半的援疆工作，到 2021 年的 8 月，我的援疆工作将满 3 年。

阿尔曼江 · 阿不都热合曼：为什么您在那么短的时间内就决定来援疆，而不是深思熟虑一下？

周　赟：因为援疆本来就是一个很光荣的任务。之前虽然我有援疆的意愿却没有援疆的机会，因为这个名额是市里分配，科室若能分配到名额后才可以报名，不是说所有的人想来援疆都能过来，之前在上海就听说过很多援藏的、援滇的这些工作，其实还都挺羡慕的，而且我在上海也已经主动申请了援滇的名额，还没轮到。突然之间有了这个援疆的机会，我觉得来到这儿，离上海 5000 多千米，真的差不多算是国内离家最远的一个地方，这个机会是非常难得的，本来自己也很早就有这个愿望，不来新疆我就去云南。所以接到这个任务内心也是比较激动的，也感到比较欣喜，能有机会来援疆。

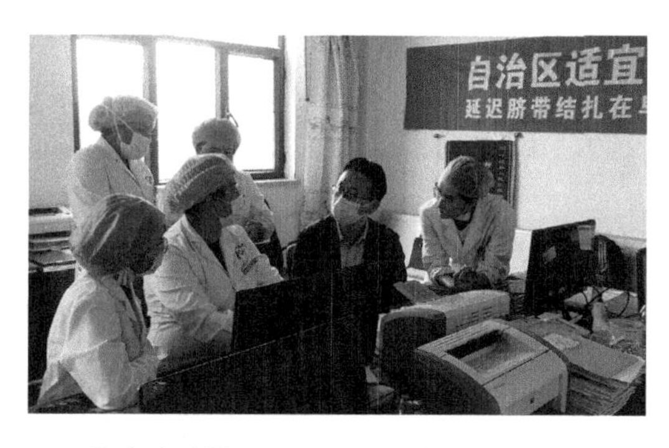

★工作中的周赟

柴智斌：请问您来这儿的 3 年除了工作以外，在生活上有没有遇到什么困难，有没有适应这边的气候？

周　赟：一开始来不是很适应，喀什特别干燥，我经常流鼻血。但是慢慢的还是觉得喀什这里四季很分明，其实除了夏季偶有几天稍微热一点，大部分时间气候还是比较舒服的，冬天也有暖气，适应还是没有问题的。

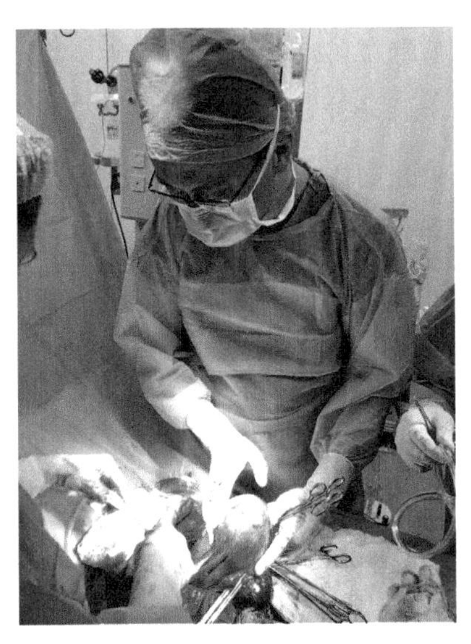

★手术中的周赟

说到困难，主要还是家里人克服的困难更多一点。我2018年来的时候，小孩还是幼儿园大班，等我现在回去时，他已经是二年级升三年级了。家庭的所有重担，包括小孩的教育等都压给了我爱人还有父母。我父母他们两个身体也都不是特别好，我母亲的颈椎病很严重，我父亲脑梗死两次，2019年和2020年各脑梗死一次。每次我都是很着急地赶回去，当天买不到机票只能等到第二天才能飞回去，心里也是很急的，确实是没有办法在身边照顾他，这也是一个遗憾。还好我父亲现在问题还不是特别大，只能回去再敬孝心。他们对我的支持和付出确实是非常大，特别是我后面一年半申请的时候，跟他们商量，他们也都非常支持，付出也非常大。4个老人，他们的支持都是非常大的。

教学相长　见证发展

阿尔曼江·阿不都热合曼： 这3年您亲身经历了产科的发展，您觉得这3年产科的变化大吗？

周　赟： 因为我相当于是妇产科分科之后的第一任援疆专家。我是觉得整体变化、成绩是很大的。一个是从上海带来了很多新的技术、新的项目，开展的都不错。而且真正响应了援疆的一个号召，就是很多的技术留给了大家。因为每年都会回去，包括休假、过年等，我不在的时候这里的工作依然能井井有条地开展，并进行相当出色。很多高难度的手术不光是我在的时候做，我离开之后咱们这边的主任带着团队都很出色地完成了。我回来之后，他们跟我说完成了多少例手术，手术情况和患者预后情况，都非常开心。所以说我觉得整体的医疗水平肯定是提高的，第二，我想带入给这里的就是一个先进的医疗概念。我学的时候教科书还是第6版，你们现在用的教科书应该是第9版的。教科书是一版一版的改进、使用，但是教科书只是你们最基础的一个内容，一旦进入到临床，比如说进行规培之后，教科书的内容只是你知识储备的30%～40%。接下来更多的临床知识的积累，是根据国内外的各种文献，去学习最新的前沿理论知识，然后再是中华医学会的，或者再进一步就是国外各发达国家和地区的诊疗指南。这些是你们发展的一个方向，不能仅仅满足于教科书。

我来产科后，我们几乎是一到两个星期就要上一次小讲课，几乎是把产科书上所有的内容全部做了新的PPT，就按照最新的指南一个个做，做一个讲一个。基本上到现在这样的讲课，估计我们那帮小姑娘们都已经听腻了。书上所有的东西该讲都讲完了，下一步，我讲完了就该轮到他们来讲。他们根据我布置的任务，针对疾病诊疗，自己去查最新的文献，查完了自己做PPT，然后自己面对整个科室去讲。我想这种理念的提升，这种学习的过程之前是没有的。现在大家已经很习惯这种学习过程，自己去查资料自己做PPT，完成质量越来越好，原来就很粗糙的，网上找点资料，大篇幅的文字罗列，现在能够按照自己的思路去完成各种学习任务，这也是一个理念上的转变。

学医本身就是一个不停学习的过程。医生是一个高精尖的人才，包括你们也是一样，学习教科书现在是你们的最大的任务。一旦进入规培的这3年，马上要进入实习，那你会接触到更多临床内容，那时候教科书上的知识肯定是不够的，要有一个自主学习的过程，我想这也是我灌输给他们最大的理念上的更新。

阿尔曼江·阿不都热合曼：那您在给他们教学指导的过程中遇到最大难题是什么？

周　赟：难题，一开始肯定比较困难，因为之前从来没有要求他们，很多医生甚至我们的主治医生或者副主任医生都没有完整经历过这种培训。我们在上海是有这种专门培训的，主任讲课，主任也会要求我们每周有一次学习，要求我们自己去独立完成某一部分内容的讲课，讲课一定是针对全科室的，面对 30 ～ 40 个人讲课的压力是不一样的。若没有经过这些训练，将会遇到很多困难。你在准备课件的过程中会碰到很多理论上的困难，比如针对某个疾病，自己掌握的程度如何。需要查资料、查诊疗指南，比对教科书，从网上把中华医学会的诊疗指南拿过来看一下。但是根据教科书和中华医学会的诊疗指南，只能完成最初的课件制作，在上海肯定是不够的，除了要查这些外，还要查国外的文献，最少查最近 5 年的国际文献，才能完成一个课件。

在这里我提了两个要求，一是你的教科书要准备，二是一定是中华医学会的诊疗指南。按这两个来准备 PPT。当然一开始做的确实是比较粗糙，文字的能力包括一些字体啊、格式啊都不是那么的规范，准备的时间可能也比较仓促，但后来就慢慢做得越来越好，包括文字、排版、用途，还有整个课件的一个思维，都能比较完整的呈现教学内容。当然还有的困难就是语言上，确实有很多的医生可能普通话说得不是特别流利，通过这些锻炼也说得越来越好。

阿尔曼江·阿不都热合曼：我感觉产科最重要的数据就是与孕产妇和新生儿相关的数据。请问这 3 年来，这些数据有什么变化？

周　赟：我是 2018 年 8 月来的，其实整个 2018 年的孕产妇的死亡总数是不少的，到 2019 年孕产妇的死亡是明显比 2018 年要少的。这当然不是我一个人的功劳，这是整个喀什二院，整个喀什地区总体数量在下降，成绩还是不错的。2020 年是碰到疫情，整个一年喀什地区 400 多万人口，

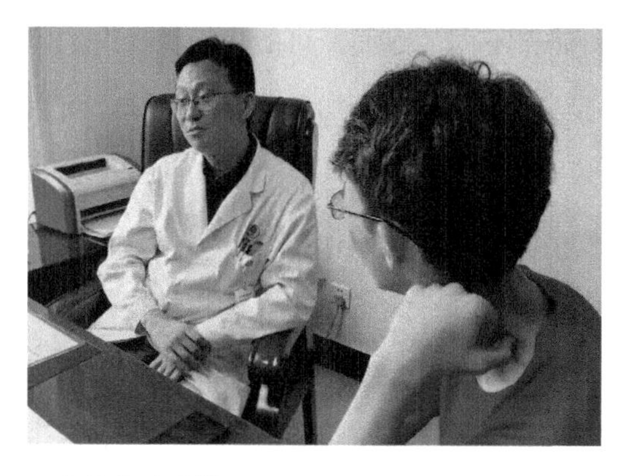
★采访中的周赟

产妇的死亡率达到了自治区的要求——10万分之20左右，已经达到了国际最先进的水平。

2021年的数据有所反弹，当然我们现在也在努力地做，有可能与2020年相比不太理想，但是大家都在努力，我们还有下半年的时间继续努力。数据有反弹也是很正常的，我们工作的工作能取得进步，有很多的原因和因素，有我们一直努力的原因，也有地区重视的因素等。我们的数据有波动、有反弹的客观因素也很多，随着我们医疗技术的引入，我们援疆工作的开展，危重孕产妇中心的建设一定会越来越好。

我每年都会参加危重孕产妇的这些工作会议，会议上会把历年的数据都展示出来。其实工作压力最大的时候是2016年。2016年全年还有40多例的死亡，现在才个位数。所以说这几年随着我们整个地区对危重孕产妇的工作的重视，再加上各个地区的原因，不光是上海的援疆，还有广东、山东、深圳等省市的援疆。这些援疆人员都对危重孕产妇的工作很重视。所以总体来说，随着援疆力度的加大，时间的延长，把我们的工作成果巩固下来，那么整个地区的医疗实力必定会越来越高。

深入基层　引导启发

克里比努尔·阿布都热依木：您刚才讲到从最基础的手把手去教学，从教科书到文献，让喀什的医生们能自主学习。那对于他们的科研这个方向有没有一些理念上的改变或者实际上的一些进展呢？

周　赟：科研可以说是学科发展的基础，也是医院发展的基础。作为医生肯定是要做科研的，只是说科研分不同的方面，可能我们在上海的临床医学院有更多的机会去接触基础科学的科研，再加上临床的科研，可以把两者结合起来。

在这里，喀什地区本身基础医疗、基础科研的条件差一点，包括实验室的条件，包括我们很多的一些基础条件都不具备，所以说我觉得在这里可能还是要更加注重于临床的科研。我在这里的 3 年当中总共是申请到 3 个课题，一个是自治区的技术推广，一个是上海市科委跟这里合作的，也类似于技术推广；还有一个是自治区的自然科学基金。不过因为实验室的条件等限制，所以对于自然科学基金的项目，我是把这里的标本收集好送回上海去做检测，但临床数据是全部在这里统计的。

在平时的临床工作当中，跟科室里的人对科研的要求也是一样的。先从最基础的一个病历资料的统计分析开始，怎去罗列你要统计的一个条目，怎样去收集标本和收集病历数据，怎样做一个统计分析，想要得到什么结果？另外一个就是那些适宜技术的推广。在这里还是手把手教。人员基本上主治医或者是副高以上，每个人我都会和他们一起准备。每年到时间要申请课题的时候，我就会让他们自己去申请，过程当中若有什么问题就再沟通，基本上都和他们共同准备。

克里比努尔·阿布都热依木：除了喀什二院产科的援建以外，援疆技术的帮扶其实也延伸到了基层，请问您平时下乡的次数多吗？有遇到什么困难吗？

周　赟：下乡次数 2018 年和 2019 年还是挺多的。一个是我们这里是危重孕产妇救治中心，我们下面有 6 个县，其中 4 个是上海对口的：巴楚县、莎车县、泽普县、叶城县，另外还有英吉沙县和疏勒县也

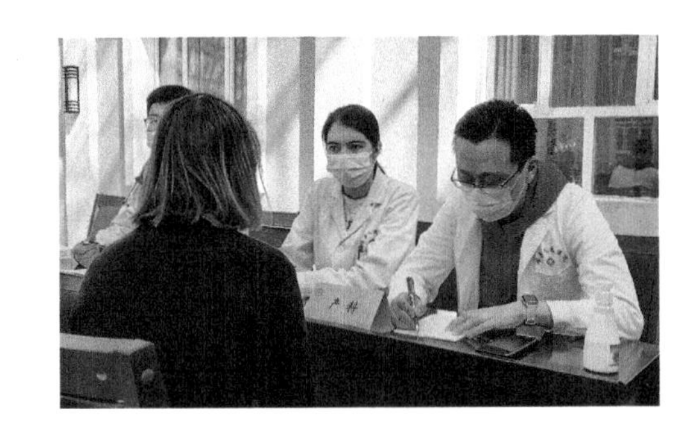

★义诊中的周赟

是我们危重孕产妇的救治中心。按照要求我们基本上是每个月要下去1次，如果说工作忙的话就两个月去1次。那时候实际上下去一次可能要跑两三个县，所以说跟下面的交流还是挺多的。2020年情况特殊，下去的就少了，到2021年的上半年又到各个县去了几次。我觉得县上他们需要的知识还是更偏向于临床一点。有时候给他们讲课、教学查房还是说一些基础的内容——把教科书上的内容加上一部分诊疗指南的内容结合起来，再介绍一点临床经验。把这些一点点地传授给他们，还是有长进的，只是需要一个长期的过程。如果下一任专家继续再这么干下去就更好了。

其实在下面县里面的医生们学习的愿望还是很强烈的。只是人手特别少，所以工作特别忙，尤其是像人口大县莎车县和叶城县。他们产科医生的压力还是挺大的，人员又不足、工作量又很大，还有各种各样的事情也非常多。他们也想学习，也希望我经常去教学。我每一次去他们都很热情，我在那里做手术、上课，还有带教和教学查房，他们都是很欢迎的，只是路途比较遥远，而且我自己也很忙，所以去的机会不是特别多。但是他们主动学习的想法还是有的，一个是他们想趁喀什二院还有援疆专家的时候到这里来进修，有些甚至还申请了去上海进修。不过因为有些科室比较忙，他们很难派出人来。我对他们说，就算再忙，也要趁上海援疆专家还在喀什二院继续工作的时候，定期派人来学习进修，半年不行就3个月来一个轮换。现在叶城县、泽普县都在考虑这个问题，因为我们援疆专家在喀什二院一来就是一年半，如果让科室的人每3个月过来学习1次，还是能够让他们带一些收获回去的。

绿色通道　情暖南疆

阿尔曼江·阿不都热合曼： 您觉得您来援疆的这3年喀什医疗水平的提升大吗？

周　赟：我觉得下面县里面的医疗条件肯定是提升了。其实包括莎车县、叶城县，他们很多的硬件条件、新的病房都建起来了，硬件条件都是不差的。而且国家、地区政策对孕产妇的支持也是很明显的，所有孕产妇的抢救、我们用到的医疗材料，包括最常用的用血等全都是绿色通道。这点我是感触很深的，我参与过很多例在莎车县的、在叶城县的这些重大的抢救，他们也是由卫计委牵头，由县政府指引，我们需要用的所有药物、血制品等全部都是开绿色通道，包括从喀什调过去。在喀什这里工作也是一样的，我们很多孕产妇的抢救需要用血，大量的用血，就直接由卫计委牵头，直接跟中心血站申请，都是绿色通道。最多的一次，我们抢救一个孕产妇用了6000多毫升的血，最终抢救成功，子宫也保住了，真的非常不容易。整体来说是政府的重视，医院领导的重视，我们整个孕产妇救治的工作得到了支持。所以说这种进步是显而易见，哪怕某个环节缓一缓，血没那么快到，可能产妇抢救的希望就会小一点。

柴智斌：您能分享一下这3年里您遇到的难忘的患者或事吗？

周　赟：有一个是2019年的事情。大概是2月底3月初，有一个孕妇过来看我的门诊。她的病情有点特殊，她本身是一个有过两次剖宫产史的人。她第一次是要求的剖宫产。第二次她又怀孕了，怀孕后她的胎盘在子宫前壁，既在瘢痕部位，又是前置胎盘，出血非常多。她第二次怀孕的时候是2017年，那个时候喀什二院没有办法解决，建议转诊，她到了自治区人民医院，通过多学科的会诊，全院讨论还是觉得继续妊娠下去风险太大，最后在20周左右的时候做了剖宫取胎。在2019年的时候再次怀孕，一做超声又是瘢痕部位的前置胎盘。患者找我就诊，我说你又前置胎盘了，她一听这个就哭了。她丈夫是在外面的，我把他叫进来说情况确实严重，如果继续妊娠下去风险很大。但是他说我们确实很想要这个小孩那怎么办？我说现在孕周还小，还看不出什么，但是如果你要继续怀孕的话，要冒很大的风险。因为前置胎盘在任何孕周都有可能会出血，出血到一定程度就没有办法继续妊娠下去。你愿不愿意冒这个风险？如果你愿意冒这个风险，预产期正好是在八九月份这样，我还在这儿，我可以完成这个手术。

他们商量后愿意冒这个风险。后来定期产检，在整个怀孕的过程当中反反复复至少住院三次，每次都是因为前置胎盘的无痛性出血，一出血就把它记下来，来到病房里住，做保胎治疗，我也给了她很大的信心。孕周越来越大，到了28周之后，我说："嗯，可以了。这里有我，也有我们从上海来的新生儿科援疆专家。你就不用担心了。"后来在35周的时候又是一次无痛性阴道出血，我们决定不再等，最终冒着极大的风险，我们采用了包括在上海都是先进的手术方案，DSA下的腹主动脉球囊阻断+剖宫产。整个手术当中出血在3000毫升左右，其实对于凶险性前置胎盘来说不算是特别多，当然对于普通手术来说肯定是多的。最终子宫也保住了，胎儿也存活下来，他们非常开心。现在这个手术技术除了我之外，喀什这边的主任也能带着下面的医生们做下来，算是真正学到技术了。

习俗难改 任务仍艰

柴智斌： *因为医生们的学习意愿很强烈，所以在教学这方面的工作开展起来感觉困难不是很多，那么对于患者的思想所开展的工作困难多吗？*

周 赟： 这个困难说起来确实是很多。因为这里地方太大，每个县下面的村，其实离县医院也非常的远。因为条件有限，他们的自我保健意识也会差一点。所以说即使那么长时间了，还是经常会在病房里、在门诊碰到很多不规律产检的孕产妇，认为怀孕是很正常的事情不需要产检。除非自己很不舒服了才去产检，没有定期产检的自我保健的意识。所以说很多这里孕产妇发生的疾病要比上海发生的要严重很多，很多人来看急诊的时候病已经非常非常严重了。

举一个例子，去年12月份的一个孕产妇死亡，这个人是在英吉沙县分娩的，是剖宫产分娩，手术做的也没问题。说是她术后第 5 天出院回家，回家之后就按照习俗在坐月子，其实这种习俗并不是特别好——就是大概 40 天严格卧床不下地。她到了 15 天左右突发恶心呕吐，家里人一看她不行了，然后赶快送到了英吉沙医院，心电图一做，心肌梗死。看到妊娠合并心肌梗死，医院也很着急。因为产后 42 天之内，还是很危险的，立即送到喀什二院，我是第一个接到电话赶到急诊的，我比我们科的医生去得还快，他们还要从 8 楼乘电梯下来，我就直接从我们宿舍楼的一个小门穿出来冲到急诊去。

那时候患者对答还是切题的，神志是清的，心电监护仪接上去之后我就觉得病情可能比实际的要重。第一个是她氧饱和度上不去，持续在 85%—88% 之间，而正常人的氧饱和度至少在 93%—94% 以上，她的氧饱和度很低。第二个是我给她做体检时发现了一个非常严重的问题。虽然说他们拿过来的报告上心电图确实是心肌梗死的心电图，但是我给她做体检的时候，我看见她双侧瞳孔不等大，双侧瞳孔不等大一定是大脑有问题了。这个时候我第一个想法是产后的血栓栓塞性疾病。有可能就是严重的肺栓塞或者严重的脑梗死，后来马上把这个患者送到放射科去做 CTA，做完之后发现整个肺全部是栓塞，从而导致了她的心肌梗死。送到 ICU 是凌晨一点钟左右，早晨八点多钟就没了，无可挽回。最终我们喀什地区包括自治区都下专家来讨论，这是一个不可避免的死亡，没有办法。

所以说这就是医疗意识的改变，像这种情况在内地、在上海已经很少见了，我不能说绝对没有，但已经非常少见了。像这种保健的意识、良好的产后生活习惯还是有欠缺，这只是一个极端的个例，但在平时工作当中也会发现很多欠缺的地方。说一些比较有趣的，不知道你家里亲戚中有没有刚出生的新生儿。我在这里查房，好多次了，他们给刚刚出生第一天的小孩喂馕。说话，他们不大会普通话就听不懂，我只能让医生翻译给他们听，他们也犟，不听，还在偷偷地喂。

现在孕产妇死亡率下来了，但是新生儿的死亡率还是降下不来，数据非常难看，自治区某些地区的领导压力也很大。但这种习俗的改变真的不是短时间能够达到的，如果看到有不好的习俗我能够制止一下，但大部分时间我看不到。他们给刚出生第一天的新生儿喂馕，还有那种米糊糊。刚出生的新生儿完全接受不了这种东西，他们只能喝水喝奶，甚至水都不能喝就只能喝奶。母乳不够就用奶粉，人工喂养。我跟新生儿科的主任，包括下面县里的很多的产科、新生儿科的主任讨论的时候，他们也说新生儿的死亡当中大部分是因为早产，第二大原因就是消化系统疾病，在这里的儿科我们也有援疆主任，他接诊到很多患者都是因为肠梗阻来的，就是生下来两三个月的孩子就肠梗阻，肚子鼓鼓的。家属抱过来说他不好好吃，医生就问家长了，你们都给他吃些什么？馕，就硬生生地喂到肠梗阻。因为婴儿没有办法消化这些东西。这些妈妈们都是 20 多岁，她们都接受过教育，至少是高中以上的教育，但是这种习俗还是来源于老人，或者是她们自己接受了这些不太正确的习俗。这个可能还是要慢慢花时间来改变，同时需要宣传。

我们也给卫健委提了很多的建议，给我们每个孕产妇发一本小册子，教她们如何正确喂养，如何正确的母乳喂养。我们也针对这个申请了课题，包括自治区的课题，包括喀什地区科技局的课题，如何良好的母乳喂养，这是非常重要的。

良师赠言　耐心自信

阿尔曼江 · 阿不都热合曼： 作为医学前辈，您能给我们医学生一些寄语或分享一些学习经验吗？

周　赟： 其实医学，特别是基础医学的解剖、生化、病理等这些还是要靠积累。可能平时你们娱乐或者玩的机会确实比其他学科的人要少，你会发现你的很多不是学医的同学，他们有大把的时间在外面游玩，但是你们就不同，你们一定是要耐得住寂寞，要花大量的时间去研究、去学习。好多东西你可能背两三遍真的不够，背个六七遍才能记得住。当然你可以用一些方法，有些科目特别枯燥，你觉得就是它逻辑性不够，记忆起来就特别慢，特别困难。这个时候要静下心来，有很多东西还是要通过多次的重复的记忆，如果实在觉得这个科目确实是比较难以理解的话，建议你可以先从中文资料开始，查阅一些中文文献。换一换思路去读一下，不需要你去彻底理解里边的内容，只要看一看整个学科的发展方向，就会稍微增加一点学习这门课的兴趣，当然更基本的其实就是记忆和理解。

因为作为医学生，学到后面你的专业会越来越窄，最宽泛的时候就是你们学基础医学的时候。你所有的科目都要学对吧，内、外、妇、儿，每本书都要看，到最后，我肯定更多的是看产科的相关内容。所以说还是要有一颗耐得住寂寞的心，因为你们学的东西是为了人类的健康。我当初学了医之后才发现高三真的就不叫苦，学下来了才知道那么苦的事情自己能坚持下来，一旦这些事情都能坚持下来，你生活当中任何困难都不叫难事。

所以说，学医的人可以做任何行业，但是其他行业转不到医生。你学医 5 年出来了，再读个 3 年硕士，你还是可以选择其他行业。有些人选择做作家，有一些突然转去做计算机都可以，他业余爱好就是这个，有些人做主持、有些人搞文艺，你的基础都可能是医学出身。但是其他科目想转到医学那是不可能的。这点首先要建立一个非常大的自信心。我的基础一定是比别人要好的，那么多的困难都能坚持下来。所以说我们自己同学之间讨论啊，就是我们学医的人的心都很大，碰到各种紧急情况，一定要做出最准确的一个判断，因为人命在你手上。所以说你们要建立自信，医学的学科虽然很困难，但是学出来之后获益是终身的。

采访小记

《礼记》有云："学然后知不足，教然后知困。知不足，然后能自反也；知困，然后能自强也。故曰教学相长也。"在我看来，用"教学相长"这个词来形容周赟医生的教学理念是最贴切不过的。为了更好地向喀什当地的医生普及先进的医疗理念，周赟医生每周开展"小讲堂"带着当地医生重新梳理教科书上的知识点，学习中华医学会的诊疗指南。周赟医生不仅自己讲，也让喀什的医生自己讲，让学习理念从老师带着学向学生主动学转变。

"输血"容易"造血"难，难在思想观念的转变。援疆专家带来的技术不可能一直使用而不继续改进，更不能总是靠援疆专家一直"输血"。要打造一支"带不走的队伍"，在专家回去时也仍然能完成困难的手术，真正提高了医疗水平，援疆的目的才算是达到了。"授人以鱼不如授人以渔"，重在让喀什的医生养成自主学习的习惯，能自己了解学习前沿的医疗技术。周赟医生就是这样一位负责、勤勉的老师，他不仅带来了先进的技术，更重要的是他为喀什的医生注入了一股思想上的清泉，让喀什的医生变得更加好学、求新、务实，周赟医生以好学、求新、务实的高洁品格影响了这一批医生，相信这批医生定能将这种精神传承下去。

周赟医生给我最大的触动就是他对思想的重视，他重视自主学习和终身学习。在我的学习中对此是深有体会，面对枯燥的医学知识，很容易失去学习的动力。只有思想才能提供不竭的动力。若是自己都没有这种学习的思想，那再多的学习方法，再好的老师都很难让你有所提升。只有转变思想，养成自主学习的习惯才能真正让自己的能力有所提升。我也希望自己在未来能成为周赟主任那样在不断完善自我的同时，又能带动一些人，也能用自己的所学来造福一方的人。

杨　满：医者仁心为本，倾我所学之能

采访时间：2021 年 7 月 26 日
采访地点：喀什市第二人民医院
采访人及撰稿：
汪　菁　上海健康医学院护理与健康管理学院团总支书记
孙知渊　上海健康医学院护理专业 2020 级本科生
朱佳怡　上海健康医学院护理专业 2019 级本科生
迪丽萨尔　上海健康医学院临床专业 2019 级本科生

简介：杨满——中共党员，上海市第一人民医院肾内科副主任医师，美国妙佑诊所访问学者。现为上海市第十批第一轮医疗援疆专家，参加中组部组团式援疆项目，担任喀什地区第二人民医院肾病科主任、主任医师。作为肾脏病学专业的医学博士，他有着丰富的临床工作经验，以糖尿病肾病作为临床和科研主攻方向，主持国家自然科学基金青年基金、上海市卫计委青年基金、中华医学会临床医学科研专项资金－施维雅肾脏病研究与发展项目等科研课题，发表 SCI 论文 7 篇；上海交通大学王宽诚医学奖励基金项目获得者；作为主要参与者，分别获得 2014 年上海医学科技三等奖和 2015 年华夏医学科技三等奖。擅长各种急慢性肾脏疾病的临床诊治、腹膜透析、血液透析及其相关并发症的处理，动静脉内瘘术和腹膜透析置管术。

深度剖析发展不足　助力当地医疗发展

孙知渊： 老师您好！我们是“口述援疆，白衣传承”社会实践团队，感谢您接受我们的专访。请问您在援疆工作中，遇到的较为复杂的问题有哪些？

杨　满： 这里最主要的问题是专业医务人员缺乏。援疆工作包括临床、教育、医疗等全方位的帮助指导。除了临床帮扶以保障医疗质量和医疗安全以外，教学上我会利用临床工作中的查房等形式对当地医护工作者进行言传身教；科研上则还需要更加系统地、规范化地指导。我们肾病科在喀什二院是比较年轻的 1 个科室，自第八批援疆干部来（2014 年）之后才建立。目前肾病科室只有 7 位医生，平均年龄只有 30 岁，非常年轻，也较为有朝气和活力。大家除临床工作外，还有其他任务，包括一些下乡扶贫、基层帮扶的指导工作，所以平时在科里的医生只有 1/2，大约在 4 ～ 5 位。因此他们能将临床工作完成就已经十分不易了，其他时间若要再放到科研上，就显得精力不够了。所以在科研方面，还得进行更多其他方式的帮扶。

当然，这里的医生还是比较优秀的，有的毕业于南开、西安交大等 985、211 高校，有的还是研究生。过去医院科室整体科研氛围欠缺。整体而言，一方面人员少导致在临床工作之外无法在科研上倾注过多精力，另一方面是整体科研思维和科研素养相对薄弱，今后的援

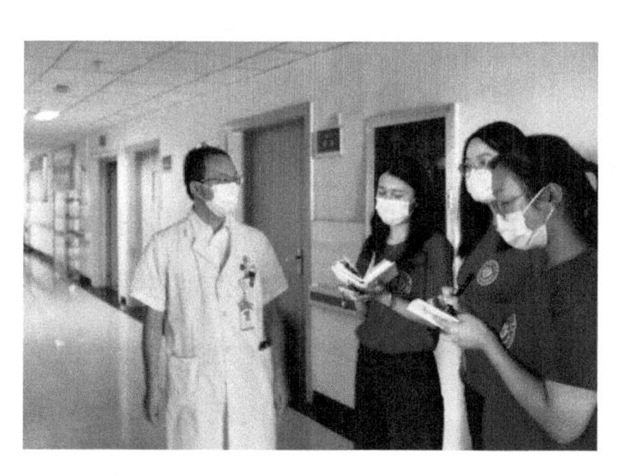

★接受采访中的杨满

疆工作还需要根据这两方面的欠缺多加弥补。

尽其所能为患奔波　共同架起医患桥梁

孙知渊： 在您整个援疆过程中，能分享一些遇到的印象深刻的事吗？

杨　满： 南疆四地州属于国家深度贫困地区，这里的脱贫标准为人均年收入 3800 元左右，同时当地医疗资源匮乏。所以当地老百姓一旦得病，更加需要得到及时地救助和治疗，且仅能承受较低的医疗支出。在未援疆前，整个喀什地区患有 CKD5 期——俗称尿毒症的患者，都只能去乌鲁木齐诊治。喀什与乌鲁木齐相隔一千多千米，若飞去乌市首先患者的身体状况受不了，此外家属陪同等费用会增加。新疆地域辽阔，尤其是偏远地区的患者出行很不方便。因此援疆后，我们临床上开展了动静脉内瘘术和腹膜透析置管术，肾脏替代治疗方面针对偏远地方的患者尤其主推腹膜透析，使得 CKD5 期的患者在喀什地区就能进行诊治。

我还记得有次，下面县上的一例 50 多岁的维族患者，他患有 CKD5 期和丙型肝炎，如果做血透，当地县医院和我们喀什二院都没有相应的血透机器，因此我们只能给患者做腹膜透析。但该患者的腹膜很活跃，我反复做了有 3 次手术，每次腹膜透析置管术后不到一周时间，患者的腹膜就会把腹透管包裹住。患者和家属的心理压力很大，但对于我们医务人员没有怨言，对于出现的并发症表示理解，积极地配合治疗。最后我们在外科的帮助下，利用腹腔镜的方式将腹透管复位，解决了包裹问题。我每次查房查到这个患者时，他都会远远地和我打招呼。出院时还抱着我，激动地表达感恩之情。所以我深深地感受到，这边的患者依从性很好。我们科室人少、年轻医生多，处理问题时可能会经验不足、考虑不够周全，有时只顾着解决主要问题，小的问题容易忽视遗漏，但大部分患者对医生都很理解配合。

因此我经常在想，在这一年半的时间里，我必须要尽自己所能，能做多少就做多少，能有多少帮助就给多少帮助。如果做不好，我心里会觉得愧对这些善良的病患和家属们。

迪丽萨尔： *那您家里人都支持您来援疆吗？*

杨 满： 家里人听到我来援疆也都是很支持的。因为到新疆，是人生中的一次宝贵经历，也是一种锻炼。过去在上海、在科室里，还有比我年长的医生，有依靠和依赖感。到这边来了，整个科室我最为年长，那么便需要我独立起来，自己承担起责任。对于临床医疗安全的问题和疾病诊治，很多都需要我来拿最后的主意，所以对我个人而言也是种锻炼和提高。

朱佳怡： *那您来疆前后的心理转变及心路历程是什么样的呢？*

杨 满： 来疆前，确实不了解新疆的状况，对于喀什就更是不了解了。普遍认为这里就像电视上说得那样偏远落后，同时由于国外的一些反华势力影响，社会环境方面也不够稳定。来疆之后，发现除了气候干燥，当地老百姓的民风是十分淳朴的。此外我最大的感受是这里的群众真得太需要医疗帮扶了，如果大部分的疾病能够在当地帮助他们解决，将会使得他们节省很大一笔经济开销。所以我们在闲暇时间，会到下面的县级医院去帮扶，帮他们做手术、肾穿刺之类的，避免当地患者还得跑到县外去，这样一来他们甚至不用跑到喀什地区来诊治了，进一步减轻他们的负担。当地老百姓也确实不容易，都很单纯，这里真的太需要我们去帮扶了！

孙知渊： *能否分享一些您下县开展的手术指导实践？*

杨 满： 其实我们肾病科是一个极为年轻的科室，在援疆之前，腹膜透析置管术、动静脉内瘘术、肾穿刺活检这些肾脏专科手术和操作，在喀什当地都无法进行。要么患者去乌鲁木齐，要么乌鲁木齐的专家飞过来做手术。后面援疆计划开展起来了，只要不是特别疑难的病例，这些肾脏专科手术和操作连县医院都可以开展了。上次去叶城县人民医院指导，就进行了该院第 1 例肾穿刺活检。肾脏病有 5 种病理类型，每种类型的治疗方

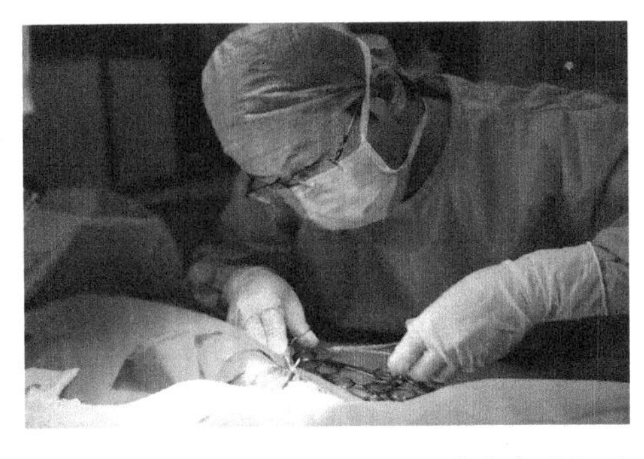

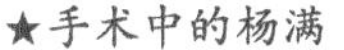

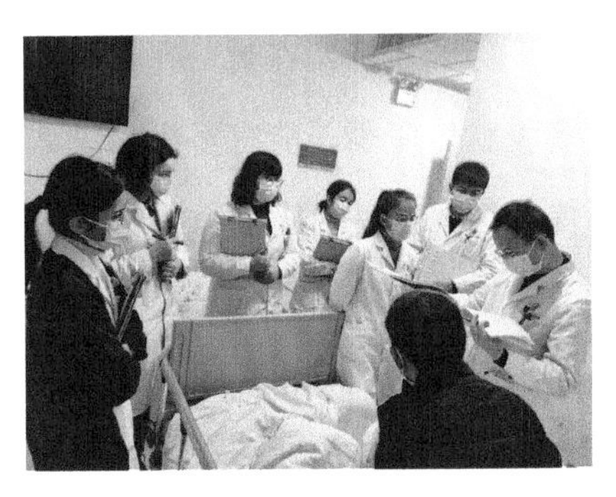

★查房中的杨满（右一）

案和愈后都不一样，肾穿刺活检在最大限度上能使医生更加准确地了解患者病情，制订有针对性的治疗方案。所以在当地县医院B超科的配合下，完成了首例肾穿刺活检术。

展望喀二未来发展　打造一流专科科室

迪丽萨尔：那您在这一年多的援疆过程里看到喀什二院的哪些发展与变化呢？您对二院之后的发展有什么见解吗？

杨　满：二院在上海对口援疆后，医疗水平显著提高。特别是经过第八批专家的援助后，喀什二院在2015年从二甲医院跃升为三甲医院，这是整个医院的医疗水平和员工素质提高的结果。而且很多患者就是奔着二院有上海专家的支持慕名而来，整个二院的口碑也得到了明显地提升。

在人才培养方面，喀什二院积极选派青年医疗骨干到外地进修、进行学历上的提升（其中包括复旦、交大、同济，都有相应的对口支持政策），针对医疗人才梯队培养的这一过程，今后必定会发展得越来越好的。关于未来发展，就医院本身，从医院领导至临床一线医务人员，肯定都抱着积极向上的心态，希望喀什二院一天更比一天好。目前当地政府的主要精力仍然是投放在脱贫攻坚、巩固脱贫成果和乡村振兴上。

喀什地区的人口基数很大，2020 年人口普查时喀什在整个新疆地区中排在首位，有 450 多万的人口，加之南疆地区的饮食结构和水质影响，肾脏病患患者数有上涨趋势。以往很多患者都需要去乌鲁木齐治疗，但现在新业务开展后，新技术水平提升了治疗条件，使大部分患者能够留在喀什本地就诊。

孙知渊：那您在肾病科之后的工作里是否有明确的目标？

杨　满：刚来的时候，我就和科室本地同事沟通过这件事。我们肾病科从建科伊始，到现在主推的腹膜透析术的稳步提升，科室的技术和诊疗水平已经基本可以和内地的三甲医院相持平。

所以我们第一步想将科室的腹膜透析技术进一步规范化和标准化，先争取将我们院的肾病科打造成喀什地区的腹膜透析质控中心，然后比照新疆自治区重点专科的评审标准，逐步完善相关指标、逐渐向新疆维吾尔自治区重点专科的标准靠拢。虽然我们目前与此还有一定的差距，但是相信随着科室人才梯队的建设和专业技术水平的提高，差距将会逐渐缩小。

我们会在人才梯队的培养方面下功夫。我们科室基本上都是年轻医生，甚至部分医生是从别的科转来的，并非肾脏专业出身，因此之后相应开展的人才建设方案和对于年轻医生骨干培养、对外进修学习、学历提升的机制也需要逐步地建立。其他方面，有关新型临床业务的开展，我们将会在适当时机和条件允许的情况下，逐步开展和推广肾病领域相关的新技术。

医者仁心作为情怀　技术水平方为良药

孙知渊：对我们医学生来说，未来的援疆路还有什么困难是我们这代人乃至下代人需要克服的呢？

杨　满：虽然喀什二院已经是三甲医院了，但相比内地医院来说，它对人才的吸引力还是要弱一些。这里每年很难招收到一些好的医生和护理人员，其次每次招到之后又很难留下人才。当然这可能与对喀什当地的具体情况不了解有关，但其实这根本不用担心，这里是一直在稳定发展的。每年各个科室都在缺人、要人，但无论是医生还是护士都很难招到。特别是本地护理本科生，算是高学历，如果愿意留在家乡发展，机会是非常多的。当然读到研究生的话，机会就更多了。目前主要还是因为大家对这里不了解，或是汉族人在这里不习惯，可事实上在这里呆久了，生活方面不是问题，喀什与内地相比，除了气候干燥一些，其他的方面都是很好的。这里对于医疗人才的需求极大，喀什地区比较偏远，在祖国的边疆，内地不了解这边的情况，每年招人成为困难。对于你们医学生来说，在校期间学习好课本上的基础理论知识，临床方面得靠在之后的工作中逐步积累实践经验。此外就是，了解喀什文化，愿意到喀什来工作服务，为这里的医疗卫生事业贡献自己的一份力量。

朱佳怡：结合您自身的经验，能否为医学生们送上寄语？

杨　满：医疗行业它和很多其他工作不一样。实际上大家上了临床后，就能体会到无论是医生还是护士，都是比较辛苦的。但我们作为医护人员，从医的初衷就是，不光只为自身的生存问题做考量，更要秉持医者仁心、救死扶伤的情怀，才能把我们医疗服务工作做到极致。技术水平问题是一个方面，而另一方面我们想要为患者减轻病痛的初心也是必要的。未来随着技术水平逐步提高，不忘初心，牢记使命，将能更好地为喀什各族人民群众的身体健康保驾护航。

孙知渊：好的，谢谢老师给我们医学生的寄语。本次采访我们受益匪浅，再次感谢您参与我们的专访！

采访小记

“医德是一面以人为本的旗帜，医风是一座医患和谐的丰碑。”杨满医生说到的医者仁心，便是这种体会患者苦难，站在患者角度的共情思想。学医不光要求有出类拔萃的硬功夫，更需要细腻得能代入他人视角的心灵。在逐步优化但依旧辛苦的援疆途中，杨医生总能乐观地面对各种问题，及时且有针对性地解决问题。杨医生谈及的喀什当地风土人情，百姓民风淳朴，医护行业生态优良，医务人员受到患者的信任感和治愈后的感恩情，在吾辈看来，这便是“民族有信仰，国家有力量，民族有希望”的真正体现。

当杨医生提及人员不足问题时，我内心焦急得仿佛代入了那种无奈的场面里，随着大环境的愈趋良好，越来越多青年人都不愿逗留在家乡。而作为从小到大都生长在上海这种一线城市的我，其实一直抱着往外跑的心思。倘若可以，我希望在自己力所能及时，成为援疆工作的一员，去帮扶更多需要帮助的人们。

“有时治愈，常常帮助，总是安慰。”医务人员们常常这样说，是一种谦卑，更是一种敬畏。在杨医生的身上，我们感受到了那种温良的医学人精神气。未来，将会有愈多如杨医生这般怀着医者仁心信念的医学人士继续对口援疆、援助祖国各地，是他们、是你们、也是我们。

陶晓明：勇担责任 引领援疆新思想

采访时间：2021 年 7 月 26 日
采访地点：上海健康医学院附属喀什地区第二人民医院
采访人及撰稿：
马志波 上海健康医学院校团委副书记
吕叶辉 上海健康医学院基础医学学院教研室主任
李建博 上海健康医学院医疗设备应用技术专业 2018 级专科生
马 达 上海健康医学院护理专业 2018 级本科生
阿卜杜乃比 上海健康医学院临床医学专业 2020 级本科生

简介：陶晓明——喀什地区第二人民医院党委委员、副院长，上海援疆医疗队副领队，上海医学会内分泌学分会青年委员，糖尿病分会血糖监测与新技术学组成员，主要从事动态血糖监测、糖尿病药物和社会经济学研究。以第一作者在中华糖尿病杂志、中国糖尿病杂志以及 *Cardiovascular Diabetology* 等发表多篇论著。在药物临床试验方面经验丰富。

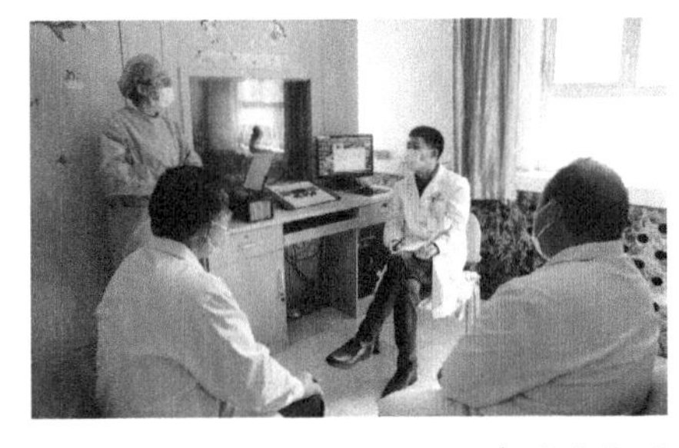

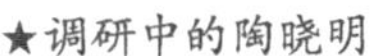

★调研中的陶晓明

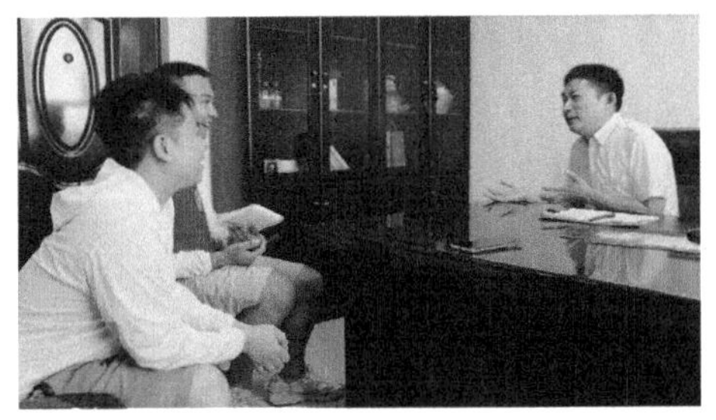

★采访中的陶晓明

勇担责任　一切从患者角度出发

李建博：在您援疆过程中，经历过的一些让您记忆犹新的人和事，可以与我们分享一下吗？

陶晓明：2020 年作为考点副主考带队进行高考保障工作，团队由我和一名神经内科医生、一名护士组成。起初做了一些常见医疗问题的预案，比如发热、腹泻、咳嗽等，没有觉得会出什么大的问题，但到达现场之后，第一场考试还没有开始，就有一名考生突然晕厥。担架抬下来一名高个子女生，双眼紧闭、叫她稍微有点反应。这种情况下我们首先要做的就是确定生命体征，并初步判断晕厥原因，决定是否送急诊。

考虑到高考是关乎一个人一辈子的事情，如果选择马上送到急诊，这一门考试就完了，通过我们初步检查，该同学脉搏稳定，心律正常，神经系统查体阴性，但就是叫不应，眼睛与手脚有颤动，初步判断为因为过度紧张导致的癔症，决定先观察一下，做一些心理方面的疏导，大约半小时后该同学开始能够简单地回答。经了解，在 2019 年高考时就发生过类似的事情，当时就直接将她送到了急诊，导致错过了高考。这次高考

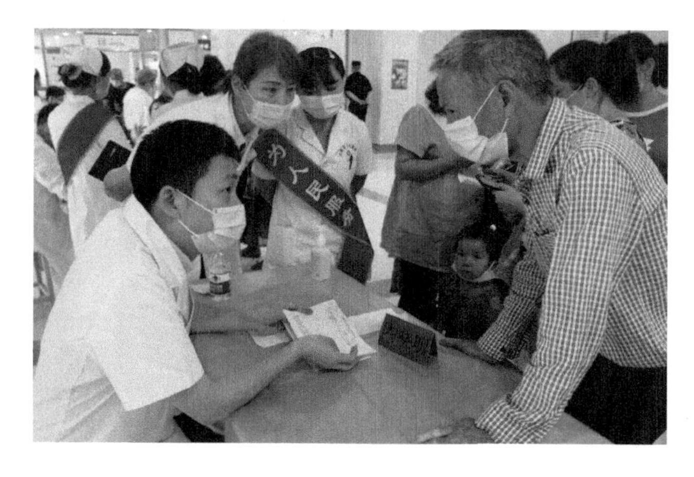

★义诊中的陶晓明

没有休息好，加上早上起床早又没吃早饭，疾病再次发作。我们想着尽量在保证安全的情况下，不让她错过这样的重要时刻，经过一个小时的输液和心理安抚等，该同学就可以坐起并简单下地活动，又过了十分钟后，该同学基本恢复，继续参加了高考。在这个事件中，我们是承担了一些风险的，如果当时真的有意外情况，而我们没有第一时间送往急诊，也是有一定责任的。虽然我们没有留下她的联系方式，也不知道她考的怎么样，但至少完整参加了高考，我们团队也是用自己的专业知识和魄力，给了她这样一个机会。

果断出击　决策以大局发展为重

李建博：除了这件事，在疫情期间有什么让您印象深刻的事情吗？

陶晓明：2020 年 7 月 16 日，当时乌鲁木齐的疫情刚刚发生，我中午在卫健委开会，乘车回来医院，发现发热门诊门口围了不少人。经过询问，了解到有一个患者疑似有问题。当时喀什还未发现疫情，当我得知这件事情后，虽然有些紧张，但第一反应告诉我，应该马上控制住可疑患者和 3 个家属，并按照专家组的建议处置，防止传染扩大。后来证实，这例患者

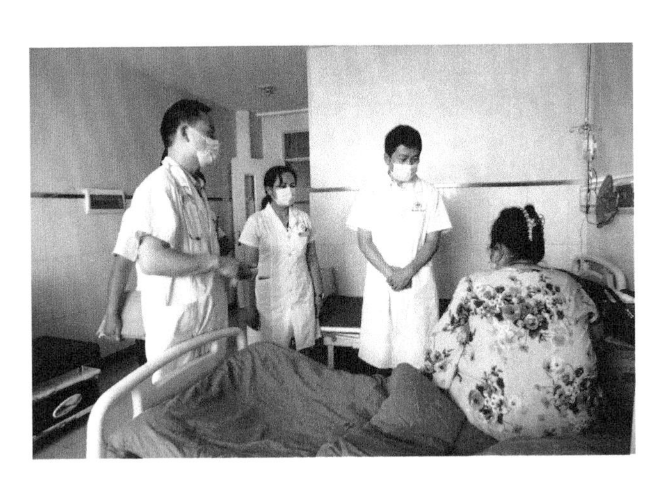

★查房中的陶晓明

就是喀什地区发现的第一例新冠患者，在我们援疆专家和本地专家齐心协力处理下，我们医院也没有发生院内感染，在这一例患者的处理过程中，我们严格按照规范做到了流调、检查、消杀、隔离和转运等一系列的工作，才有了这样的结果。

因地制宜　问题从根源解决

李建博：您到新疆来援疆的这段时间，与您在上海工作的期间相比较在医患方面和人文方面，您觉得有哪些不同？

陶晓明：我到这边来之后，给我最明显的感觉是，在上海，大家有不舒服的情况会第一时间去就诊，而在这边会相对而言拖得比较久一点，症状很严重之后才会前来就诊。例如甲亢、糖尿病这类慢性病，它不像感冒发热这类病症，症状会出现的很快，患者一开始只是会有点乏力之类的情况，一般到医院就医的患者就是比较严重的了，糖尿病患者大多数都需要胰岛素强化治疗。虽然经过住院调理之后病情恢复稳定，出院了也依旧不怎么控制饮食，缺乏出院后的随访机制和健康宣教，由于当地人民的文化水平较上海而言要低，接受度也低一些，我们医生讲同样的话效果是不一样的。要想对这边的人民做整体的医学素养提高，单靠医生很难做到，还是要在教育、媒体、社区宣教等各个方面去努力。

马　达：这里会存在医患关系矛盾吗？

陶晓明：这边医患纠纷相对会少一点，患者对我们上海医生特别信任，所以我们也会尽力提供最佳治疗方案，就是患者就医后的依从性不是很好，我们也针对这方面情况，在门诊和查房的过程中会强调在回家以后饮食等各方面的注意事项，让他们从思想上重视起来，积极配合我们的治疗，争取早日康复，防止复发。

戒骄戒躁　鼓励从提问中进步

李建博：您对我们青年一代医学院大学生有什么寄语和期望?

陶晓明：我认为现在医学生的培养周期还是比较长，大家还是要沉得住气，在最开始的时候，一定要多看、多学、多问、多做。首先就是每到一个地方轮转，要先搞清楚这个地方或者科室是干什么的，要在去之前了解清楚，带着问题跟着老师进行工作，要多提问，可以提高学习的效率，不用害怕问题幼稚或者层次不高之类的，有不懂、有疑问就要多提问。

采访小记

2021 年 7 月 26 日，我们采访了喀什第二人民医院的副院长，同时也是来自上海华东医院的援疆干部的陶晓明老师。

每个人都有不容易的地方，尤其是这两年，脱贫攻坚的大年，援疆干部和医生们亲自前往贫困地区进行义诊等，为贫困地区的健康贡献了自己的一份力量。

通过这次采访，让我们最为记忆深刻的还要属在高考期间，陶老师作为当时前往考场负责学生安全的医生，在一位女生在考场晕倒的时候，冷静判断，仔细分析，成功让这位女生获得了高考的资格，还有在喀什第一次疫情爆发时，陶老师面对紧急的现场态势，沉着冷静的做出了决策和相关部署，直接遏制了病毒在院内的传播，陶老师冷静扛起压力，担起责任的工作方式和态度，值得我们学习和敬仰。

当然，陶老师除了严谨认真，也有亲切的一面，在采访过程中也聊到了关于饮食方面的差距，我们能够真切地感受到陶老师对待这份工作的担当和自豪，

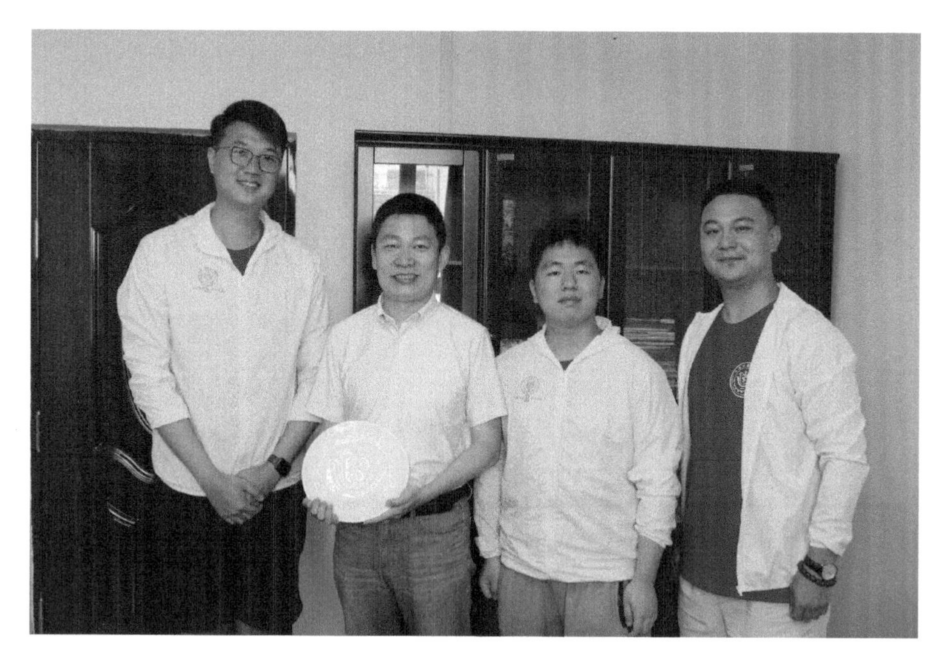

★陶晓明与采访人员合影留念

也能感受到离家这么远的情况下对家人和家乡的思念。

作为一名医学专业的学生，陶老师对我们未来的发展，提出了要多问问题，善于思考的期望，让我们充分了解了在临床当中将要面对到的意外或考验，也让我们更加坚定了学医路上需要一步一个脚印，坚持不懈的努力，才能成功。

我们要清楚地认识到，正是因为有了像陶老师这样一批批援疆干部和医生的不懈努力，无私奋斗，才有了如今喀什地区的发展和牢固的沪喀友谊，我们当代青年，应当牢记总书记嘱托，树立远大理想，学习前辈们建设西部，舍小家为大家的伟大精神，努力学习知识本领，立志到祖国最需要我们的地方去，建设祖国，建设家乡，为早日实现中华民族伟大复兴的中国梦贡献青春力量！

姚　磊：不忘初心牢记使命　争做合格健康人

采访时间：2021 年 7 月 19 日
采访地点：上海健康医学院基础医学院 4#615 办公室
采访人及撰稿：
吕叶辉　上海健康医学院基础医学院 解剖组胚教研室主任
陈　诺　上海健康医学院临床专业 2020 级本科生

简介：姚磊——中共党员，硕士，上海健康医学院基础医学院解剖组胚教研室专任教师。2020 年 3 月 18 日赴新疆喀什职业技术学院支教，担任医学系教务科协助负责人。援疆期间，组建医学基础课程建设团队，指导团队完成高职专业医学基础课程教学资源库建设、课程标准制定、医学基础实验室建设；协助教务科开展 2020 年度高职医学影像技术专业和高职医学检验技术专业申报系列工作，以上两个高职专业于 2021 年 3 月已通过新疆维吾尔自治区教育厅 2021 年高等职业教育（专科）新增非国控专业备案；指导教学科研结对教师已成功申报校课题一项，并作为通讯作者指导结对教师于《护理学杂志》发表论文一篇，于 2021 年 3 月第 5 期刊出，实现该校中文核心期刊零突破，该成果被新民晚报报道；2020 年 12 月份，积极帮扶医学基础教研室，成功申报 2020 年新疆维吾尔自治区实验基地建设项目申报，项目经费 150 万余元，建医学基础现代显微实训互动中心实验室 2 间，同时满足 80 人次显微互动教学；2020—2021 学年，主动承担 2020 级高职临床医学专业 1 和 2 班《正常人体结构与功能》课程教学，被学生评为“最受欢迎的教师”。

工作之余，姚磊积极推进东西协作，促进喀什职业技术学院医学系和上海健康医学院开展多场次、多内容的线上线下文化交流活动，促进两校师生开展交流、交往、交融。2020 年度，姚磊获上海市脱贫攻坚专项奖励。

教学援疆　对口帮扶

陈　诺：您当时援疆的主要工作是什么呢？您觉得有达到预期的效果吗？

姚　磊：2020 年 3 月 18 日，我带着学校的殷殷嘱托，怀揣着智力援疆的梦想，正式启程前往喀什职业技术学院，开始为期一年半的教育援疆工作。承蒙组织的信任和重托，我担任喀职院医学系教务科协助负责人。自从走上援疆工作岗位，深感责任重大。因援疆支教帮扶工作有其特殊性，确定援疆工作目标之前，详实的前期调研，了解帮扶需求，是必不可少的！

为了更好的有针对性，开展援疆帮扶工作，在调研的基础上，制订每学期工作计划。现总结下来，援疆期间，我积极配合医学系教务科，在学校的后方大力支持下，倾力推动高职专业申报、负责高职医学基础课程建设和医学基础实验室建设、指导教学科研结对教师开展教学科研活动、医学基础课程教学、师资带教、开展援建学校与受援学校两校文化交流等多方面工作。

现援疆工作已结束，高职专业医学基础课程教学资源库建设已经完成；2020 年新疆维吾尔自治区实验基地建设项目申报——医学基础显微实现互

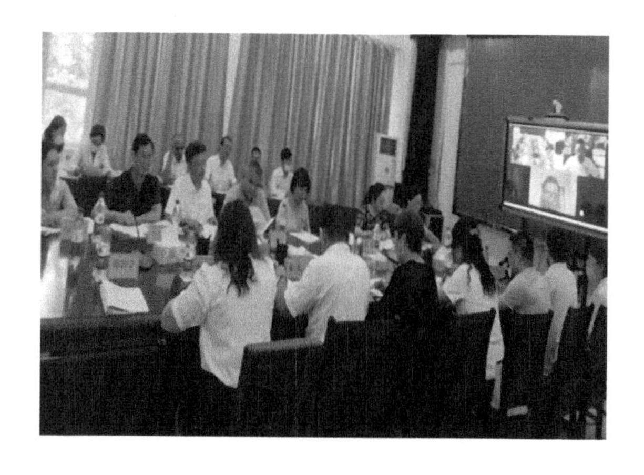

★ 2020 年度新增高职医学检验技术专业设置线上线下论证会

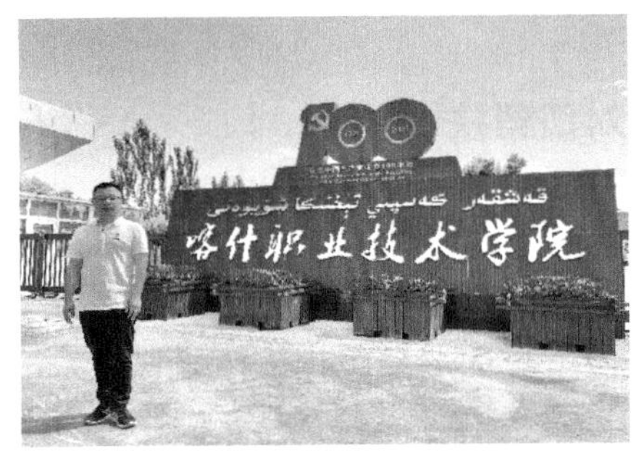

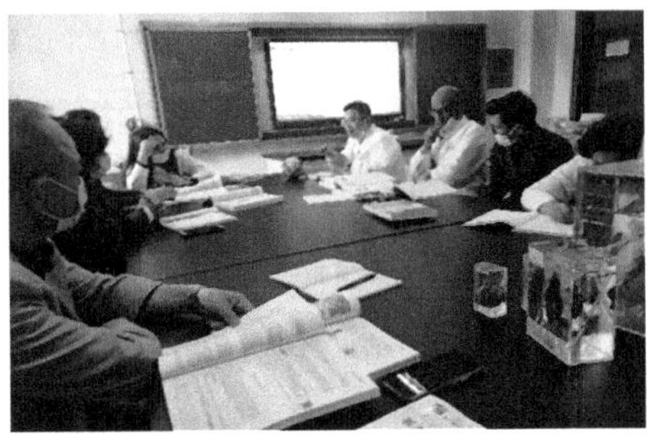

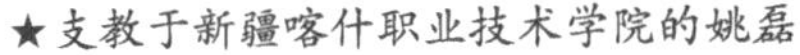

★支教于新疆喀什职业技术学院的姚磊 ★姚磊与医学基础教研室教师一起备高职课程

新疆维吾尔自治区教育厅

护理学杂志

JOURNAL OF NURSING SCIENCE

★新增高职专业申报备案通过 ★结对教师教学论文出刊

动中心实验室项目已获批；高职医学影像技术专业和高职医学检验技术专业申报，已通过新疆维吾尔自治区教育厅 2021 年高等职业教育（专科）新增非国控专业备案；教学科研结对教师已成功申报校课题一项，于中文科技核心期刊《护理学杂志》，发表教学论文一篇；承担 2020 级高职临床医学专业 1 和 2 班《正常人体结构与功能》课程教学，12 学时 / 周，并进行教学师资结对，与结对教师一起备课，相互听课，一起磨课，逐渐带出一支过硬的本校医学基础课程教师队伍；积极推进东西协作，推进两校间文化交流，如邀请喀职院医学系学生参加 2020 年上海医学生解剖绘图大赛，开展多场次“我与教授有约”和“师资培训”等云端活动，促进喀职院医学系师生与上海健康医学院师生开展交流、交往、交融活动。其中，反响较大是邀请喀职院医学系学生连续两年参加 2020 年、2021 年度上海医学生解剖绘图大赛活动，医学系部分学生作品，不负众望，取得佳绩。

不负使命　敢为人先

陈　诺：您当初是出于什么原因而选择参与援疆活动呢？您家人对您援疆的举动是什么态度呢？

姚　磊：一直以来，觉得“西部大开发”“援疆、援藏、援滇”“大学生三支一扶”等工作很神圣、很神秘，前些年身边熟悉的一些大学同学们陆续去支医了，我对这些工作好奇心更重了，甚至有点向往。2019 年底得知学校正在遴选一名老师参加 2020 年中组部上海第十批援疆干部人才队伍，到喀什职业技术学院（以下简称“喀职院”）开展职业教育支教工作，我毫不犹豫地向组织提出了申请。

不过 2020 年是新冠之年，疫情防控工作一直贯穿始终，给我们的生活、工作带来一定的困扰，好在在上海援疆前指和当地学校领导的关怀及当地老师们的帮助下，我们就慢慢适应了这边的生活、工作环境了。上海援疆喀职院工作队的队友们纷纷表示，这些困难不能阻挡我们教育扶贫的决心和做好职业教育的初心。

陈　诺：现在让您回想当时的援疆之行，对您来说最难忘的是什么呢？

姚　磊：新疆是祖国的西大门，新疆当地特殊的政治环境，地理位置，资源优势以及发展历史等注定了新疆的安定团结、经济发展关系到祖国的安定团结、经济发展。

援疆期间，我深深体会了稳定大于一切的浓浓的政治氛围。这里的人民一直在为民族的团结、社会的和谐、舍小家为大家默默奉献着。

我支援的喀职院医学系，除按要求完成医学类中、高职相关专业的人才培养、教育教学工作外，每位老师还要参与到脱贫攻坚，民族团结，疫情防控等工作当中来。喀职院大部分学生是少数民族，维族居多，汉族学生少。各中高职人才培养方案中，融入汉语教学、新疆地方史教学课程已是常规。此外日常学生管理中，除设置辅导员、班主任岗位外，所有专业教师，必须结对班级，作为包联教师，每周定期参与班级“三进两联一交友”活动，为民族学生宣传党的政策，为民族学生答疑解惑，为民族学生解决学习、生活上困难等，已成为这里教师的日常，处处呈现出“民族团结一家亲的和谐画面。

让我难忘的是，尽管这里的领导、教师，除参与管理、教学工作外，其他工作也很繁重，但他们得知学校有其他兄弟省市对口援疆帮扶资源时，对学校发展、专业发展、课程建设、师资教学能力提升等，有更为急切的关心、渴望。

沪喀携手　共进同荣

陈　诺：您在援疆的过程中，有什么让您感到骄傲和自豪的事吗？

姚　磊：看见新高职专业申报成功时，专业负责人露出的笑脸；看见医学基础课程建设部分成果，已投入使用；看见喀职院的学生得知自己解剖绘画作品参加上海解剖绘图大赛获奖时幸福的笑容；看见结对教师撰写教学论文在核心期刊成功发表后的喜悦；指导专业教师参加讲课专业大赛获奖和每次下课的学生们，对我说的一声声感谢……这些让我倍感骄傲与自豪，这也许就是我来援疆的一名健康人的初心和使命。

陈　诺：您在援疆的过程中有遇到过什么困难和障碍吗？

姚　磊：参加援疆支教工作后，我的身份、工作岗位发生了很大的变化，从学校一名普通的医学基础课程专任教师，转变为喀职院医学系教务科协助负责人，这让我有些担心，能否胜任教务工作，会不会辜负喀职院领导的期望，这些都沉甸甸地压在我的心头。好在在学校各相关部门，各二级学院，特别是基础医学院及相关同事们，在后方强有力的支持下，我

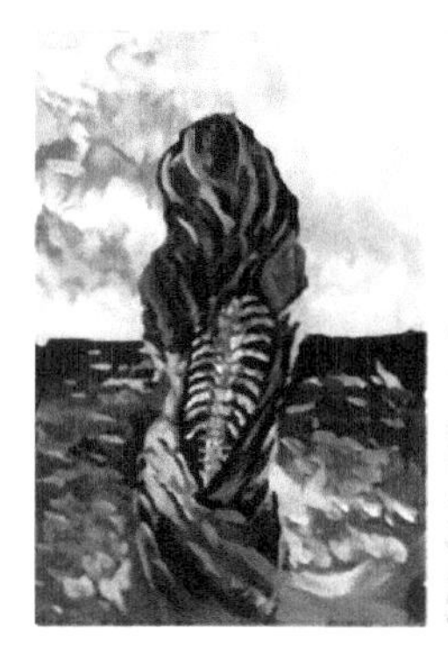

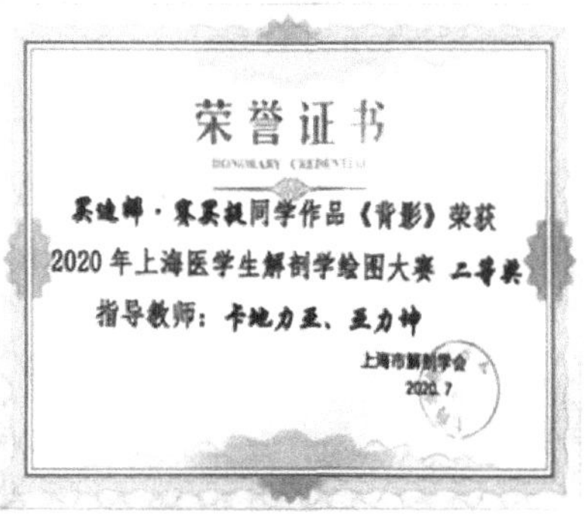

荣誉证书

买迪娜·赛买提同学作品《背影》荣获

2020年上海医学生解剖学绘图大赛 二等奖

指导教师：卡地力亚、亚力坤

上海市解剖学会

2020.7

★喀职院医学系学生作品参加上海医学生解剖大赛获奖

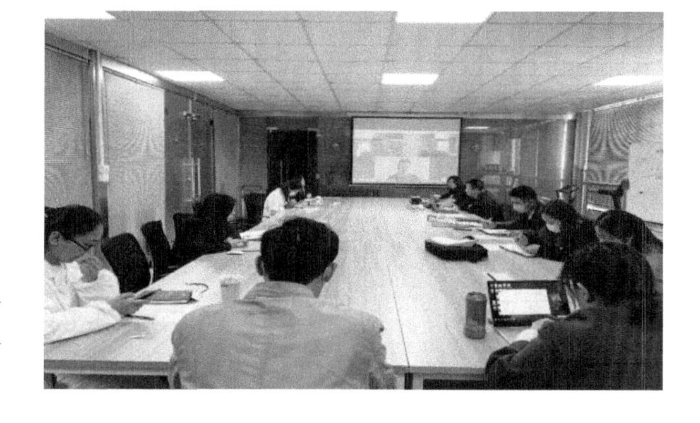

★2020年4月，上海健康医学院基础医学院线上开展援疆工作会议

慢慢恢复自信，有条不紊地逐渐开展援疆工作。

陈　诺：您觉得援疆之行对您自己有什么改变吗？或者您在这次援疆之旅中有什么感悟吗？

姚　磊：来到喀什，看到这边老师们在这里的生活，我为自己援疆被冠以“艰苦”之名而感到内疚。无论比起那些“献了青春献子孙”的兵团人，还是比起这些长期在喀什艰苦奋斗的边疆老师们，我们援疆做的那点奉献，其实很渺小。

现在的我们，生活在新时代，我为自己能有机会，在这种环境中去锻炼，去体会，不是我所能想到的，却是老一辈真实走过的艰苦道路，这是我的幸运……

陈　诺：您对我校新疆喀什临床班的医学生们有没有什么想说的话？

姚　磊：喀什是个好地方，虽已脱贫，但经济发展相对滞后，卫生健康水平，特别是基层，有待进一步提高。目前喀什地区，特别是各县、乡镇、社区卫生服务中心等，高学历、具备执业医师资格的临床医学专业人员紧缺，岗位流失严重，卫生服务水平较低，制约了当地卫生健康事业的发展。因此，希望同学们能珍惜教育资源，将所学知识带回家乡，为喀什发展献力。

采访小记

整场采访下来，萦绕在脑海里的一直是那句“身正为师，学高为范”，姚磊老师在整个采访中都特别谦虚，一直述说着自己的所学所得，一直强调自己做的都是力所能及的分内之事。姚老师在教育援疆过程中，始终不忘初心使命，在喀什健职学院担任教务科协助负责人工作期间，任劳任怨，舍小家为大家，为提升当地的职业教育水平和人才培养质量不予余力，实现了多个突破，而姚老师说的最多的还是援疆“健康人”的初心和使命。

在姚老师讲述他的医疗援疆故事的时候，也多次对我校上海健康医学院的喀什临床班的同学们提出殷切希望。姚老师提到喀什是个好地方，但是基层卫生健康水平还有待提高，特别是缺乏高学历、具有执业医师资格的临床医学专业人才，他希望我校喀什临床班的医学生要不断加强专业学习，毕业后能投入的家乡建设当中来，为提高喀什地区卫生健康水平和乡村振兴，尽一份责任，把沪喀携手，医教援疆的事业发扬光大。

下　篇

行走南疆　实践所想

2021 年，上海健康医学院“口述援疆，白衣传承”医疗服务党史宣讲团来到喀什开展暑期社会实践活动，旨在以医学生的独特视角，访谈实录援疆医务人员的心路历程；以一技之长为喀什居民科普急救医学知识；用维吾尔语和普通话双语讲好沪新党史故事，传承红色基因，促进民族团结。团队成员通过实践，有许多感悟与思考。希望能带动更多学生心系民族团结，树立医学理想，为“健康中国”不懈奋斗。

追随援疆人的脚步，走进喀什地区，在这一路的所见所思所感中，同学们纷纷感叹：“不虚此行！”作为医学生，此行也让大家对漫漫学医路上所担负的责任与使命有了更深刻的认识。本章让我们一同走进 14 位医学生在此次南疆之行中的所见所闻，所思所想。

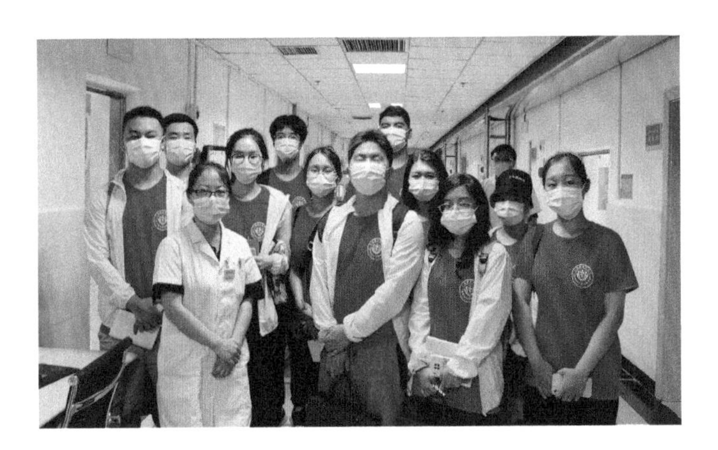

★集体合照

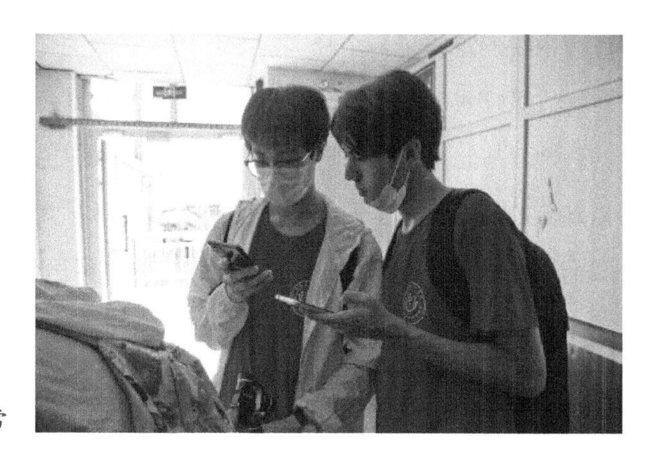

★陆徐凡拍摄日常

以我之名，谱天上“疆”来

陆徐凡　医疗器械学院 2019 级生物医学工程本科 4 班

这次我有幸成为了“口述援疆，白衣传承”暑期社会实践项目的一员，这也是我第一次踏上祖国西域这片神奇而广袤的土地。我们落地的第一站便是前方指挥部，在这，我们纵观了从 1997 年起先后派出的十批次干部人才“接力”援疆，亲眼看到了新疆这二十余年的发展史，同时前方指挥部的何主任向我们重点介绍了上海对口的新疆喀什地区第二人民医院。作为上海健康医学院的一名学子听到喀什二院作为我校的附属医院一步步成为三甲医院心中不由升起一股自豪感。

在这次社会实践项目活动中我所负责的是党史宣讲和拍摄任务，在这过程中我们走访了两个社区，令我感受最深的便是当地淳朴的风土人情和对优质医疗资源的渴望，我们不仅把上海的红色故事、红色精神带给当地的百姓，与此同时也想将当地的红色事迹、红色记忆带回上海，做沪喀民族友谊的使者，真正做到文化的交融与传承。为了更好地了解援疆过程，我们还走访了喀什二院，也采访了数位援疆医生，以一个医学生的视角挖掘了他们当年的援疆事迹，切身体会了援疆的艰辛。令我感受颇深的便是各位医生们在面对危急情况下从容不迫去应对的那一份冷静、站在患者角度去体会患者苦难的那一份医者仁心以及患者对医生的信赖和治愈后的感恩之情。从他们的故事中我才深刻理解了“民族有信仰，国家有力量，人民有希望”的真正含义。通过这次暑期社会实践，作为新时代新青年的我们，更应该坚定理想信念、传承红色精神，在社会服务中成长，在日后更应该提升自我，实现个人价值，尽自己所能为祖国的医疗事业贡献一份绵薄之力。

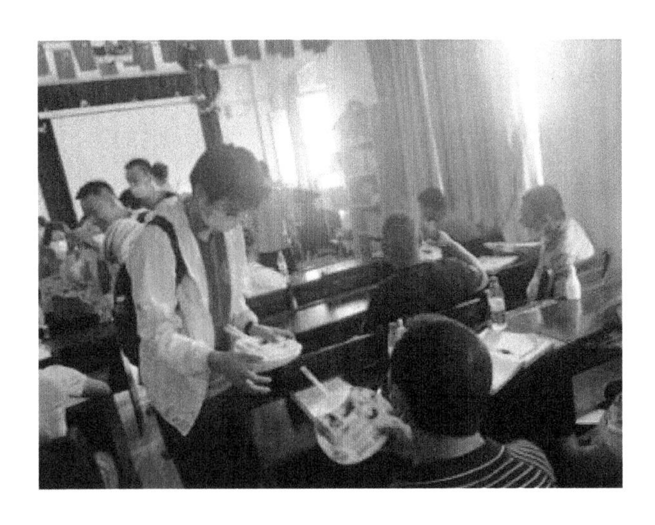

★陆徐凡给居民发放扇子

南疆随行

孙知渊　护理与健康管理学院 2020 级护理本科 2 班

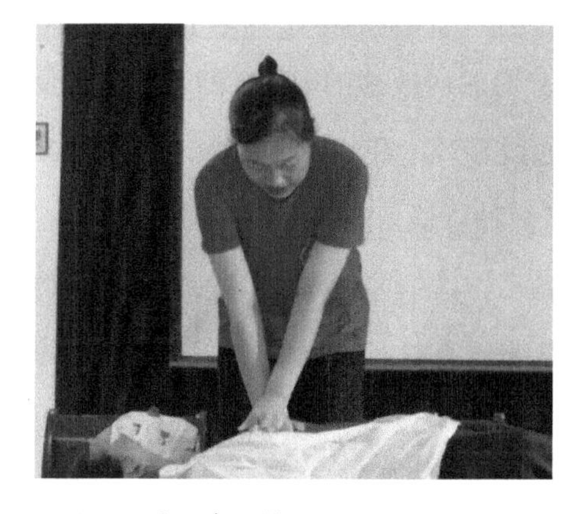

★孙知渊演示急救措施

到南疆，我们首先参观了上海对口援疆前方指挥部和百年喀什馆。

在参观前方指挥部的过程中，我们了解到上海对口援疆多年，现已发展到第十批，每年在科教卫建各个方面都会展开详细部署和责任要求。每年上海都会派出大批人员对口支援新疆建设，即使去年疫情，依然包机前来支援。相信在党的领导下，以及各族人民紧紧靠拢的心和奋发图强的行动下，南疆乃至新疆都会展现出更为波澜壮阔的风貌。

在百年喀什馆中，那一幕幕历史碾压过的“车辙印”，都在馆内以模型的方式呈现，仿佛历史重现，一切都以逼真的画面浮现于我们眼前。“我是一颗石榴籽”这七个字深深印刻在百年喀什馆中，我们与少数民族同学手握着手、肩并着肩，像石榴籽一样紧密地团结在一起，五十六个民族，兼容并包、团结一心。

参观喀什二院时，喀什二院院长亲自带领我们参观。在院长的讲解下，我们详细了解了喀什二院发展的大概脉络。接着，在负一层的影像室、检验实验室、五楼的肾病科等重要科室进行实地参观。肾病科室给我留下了深刻印象，一方面是院长的细致讲解，另一方面也因为我采访了一位援疆专家是该科室负责人，他告诉我们，肾病科从无到有的艰难，人员不足的困难。从前，肾病科的隔离病房是由过去的普通病房改建的，B超机等仪器是反复申请下来的南疆难得一见的设备。通过参观，我们更为深入地了解到二院的发展之不易，也为采访工作开拓了多种访谈角度。

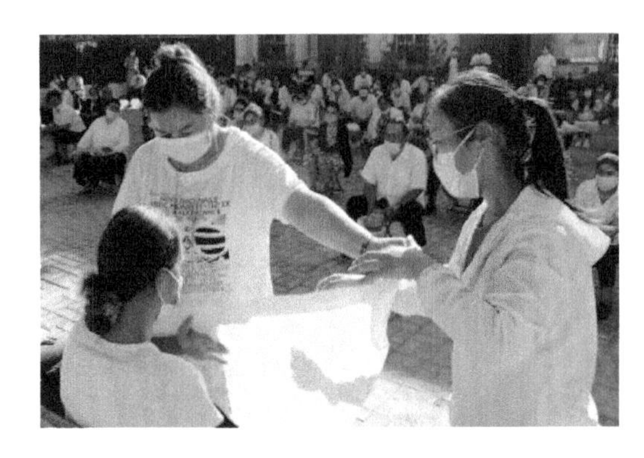

★孙知渊展示三角巾包扎手法

在采访专家前，我们做了很多预备工作，但即便如此，在第一次采访专家时，我心中仍然非常紧张。过去从来没有进行过采访工作，好在大家都是零经验起步，让我不至于觉得孤单。

回忆起首次采访，我是第一次采访就当主讲人，因此开头声音小得可怜。直到听见同团队有同学声音放开了，我才敢把声音也放开。援疆专家们人都很好，会耐心地将我们的叙述和问题听完整再讲述他们的见解。

从他们的故事里，我感受到援疆专家的一股子精神。铿锵但静默着，他们将磨难吐出时，平淡得好似喝茶吃酒。但正如茶与酒那般入喉，他们的故事倒显得越发历久弥香、令人读到觉得唇齿留香。透过他们所诉诸于我们的有关年轻人才留不住的问题，我越发觉得，应该有更多青年，特别是当地的青年才俊去发奋图强，才能够真正将此类问题改善。

想来我之后也将更加关注援疆信息，期待之后，也有机会来到新疆旅行，感受越发成熟的南北疆土及其特色文化。

一步步成长

阿尔曼江·阿不都热合曼　临床医学院2020级临床本科4班

时值2021年7月下旬，我们顶着头上的大太阳和炎热的天气，赶往我们的采访场所——喀什地区第二人民医院。到达后，医院的院长很亲切的接待了我们，并给我们团队一行人介绍了喀什二院的开设日期，历史，喀什二院建成之后这几十年的变化等。颇让我感慨的是几十年前的那个只有一层独栋小楼的二医院才过了几十年就变成了有十几号楼的三甲医院，让人有种沧海桑田、白驹过隙的慨叹。

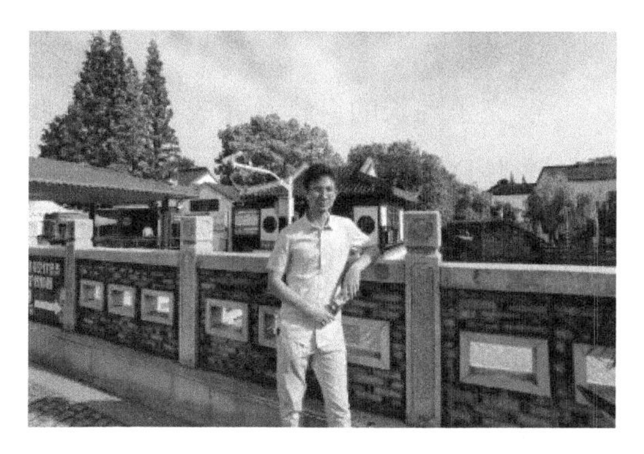

★阿尔曼江·阿不都热合曼

院长还介绍了喀什二院最新的远程会诊系统，这个系统可以和上海的专家和二医院的医生远程交流，让喀什的人们在喀什就可以享受到上海的医疗资源，还可以和下级县医院进行连线，我认为这个系统在一定程度上减小了医疗资源的不均衡程度。院长介绍说喀什二院的信息化程度已经排在了全国五十多名，上海的新华医院还排在喀什二院后面呢。这让我想起新华医院正是对口喀什二院的援助医院之一，不过青出于蓝而胜于蓝总是一件好事。

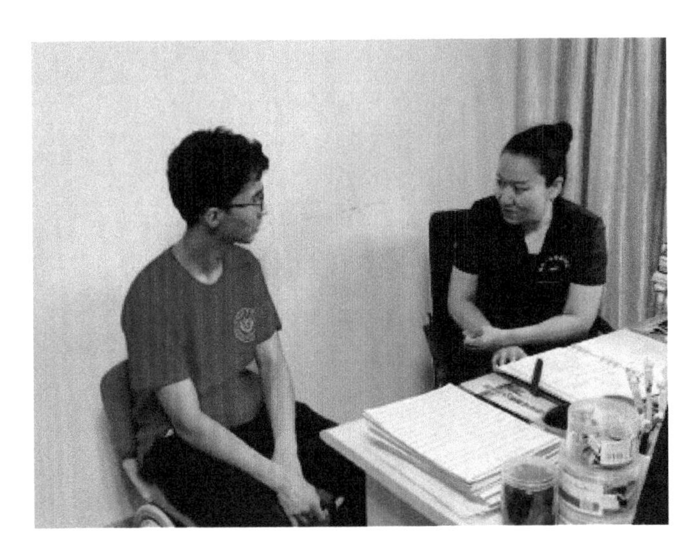

★阿尔曼江采访照

听完了院长的讲解及完成参观后，我们就去和本次的采访对象会面了。幸运的是接受采访的两位老师平易近人，非常亲切。其中一位是来自上海的特殊援疆专家，因为他来新疆援建已经三年了，为什么要说他特殊？那是因为一轮援疆时间为一年半，他却待了整整3年！他致力于打造一支属于喀什二院的优秀产科团队。他身上的有一种独特的奉献精神，因为这种精神如同那些疫情期间奔赴武汉舍己为人的同行，是无私奉献以及牺牲精神。这种精神让我动容，也让我坚定了毕业之后来到故乡为自己的乡亲做出贡献的决心。

还有一位采访专家是喀什本地的ICU主任，从她身上我看到的是一种奋斗与努力的精神。这位老师从石河子大学的临床医学本科毕业，通过自己的努力考上了复旦大学葛均波院士的研究生，并在他的教导下完成了研究生学业。她说她的下一步计划是读博和将自己所在的医学团队带上南疆的医学高地。她一次次地向着目标前进的故事令我感动，也让我坚定了毕业后考研的想法。

这次采访带给我的收获很多，也在很多方面影响了我，我希望两位老师的精神能通过这篇文章给更多的人带来力量。

沪疆携手　白衣传承

陈诺　临床医学院 2020 级临床本科 2 班

喀什是南疆最具维吾尔族风情的城市，四大文明在这里交汇，东西方文化碰撞产生奇妙的融合。我们踏着援疆干部的印记，来到喀什，完成“口述援疆，白衣传承”的暑期社会实践活动。

作为采访的前期准备，我们最先来到的前台指挥部，大厅内展览了从第一批到第十批的援疆干部的援疆历程。从“要为新疆的社会稳定，民族团结和经济发展发挥积极作用”的指示精神到“务实为民，技术援疆”的切入点再到“民生为本、产业为重、规划为先、人才为要”的总体思路。一批批的援疆干部留下了他们的足迹，使得新疆步步发展。看到这些，似乎每一批的援疆成果都历历在目，心中的敬意油然升起，同时前指部也对我们的社会实践给予了支持。

在漫天风沙里的关隘要塞、长城烽燧、大漠驼铃、石窟佛陀都是古人们的智慧结晶，我们不仅要感受丝路明珠那段灿烂辉煌的历史，也要体会筚路蓝缕的心酸和苦累。来到百年喀什馆，循着“百年沧桑 • 峥嵘岁月”到“苦尽甘来 • 日新月异”再到“民生巨变 • 追逐未来”，讲述了喀什从 1840 年以来，各地区人们反对民族分裂、维护祖国统一以及在中国共产党带领下从“站起来、富起来到强起来”的历史进程。“一个有希望的民族不能没有英雄，一个有前途的国家不能没有先锋。”各批优秀的

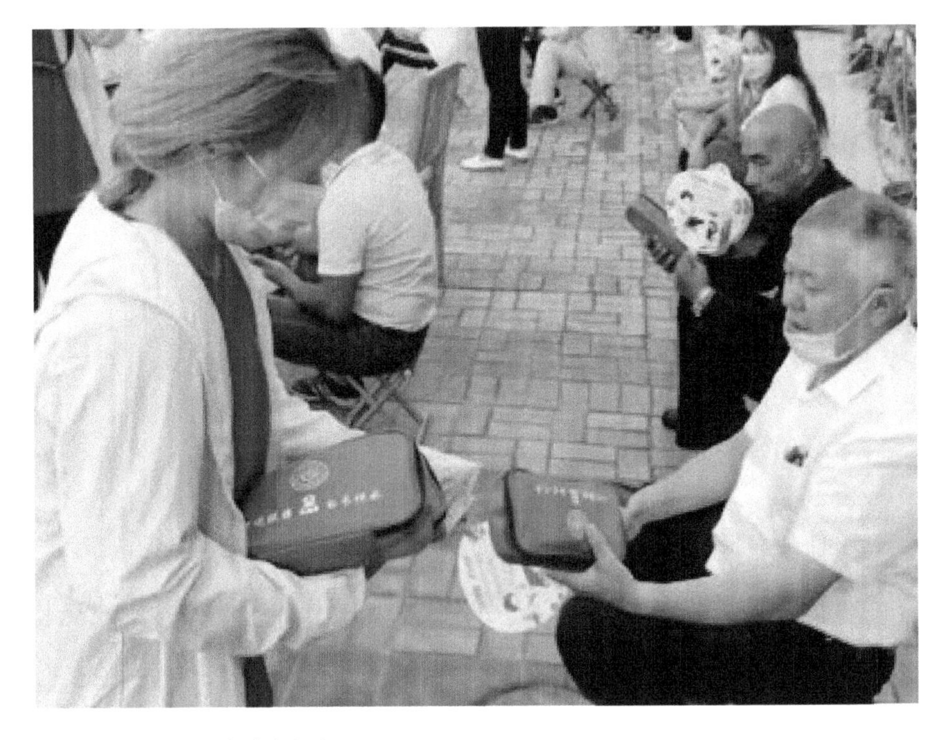

★陈诺为当地居民发放急救包

援疆干部作为先锋为祖国为同胞贡献自己的一份力量，这也告诉我们，不论在哪个岗位，只要有一颗奉献的心，就能推动社会、国家的发展，为党和国家出力。

“中医援疆，大爱无疆。”喀什二院的陈麒专家是我印象最深的采访对象。本是第九批的他延期到第十批，当谈到在援疆过程中陈麒医生的妻子患上乳腺癌没有陪在她身边，我的泪水在眼眶中不停地打转，这该是怎样一种奉献、大爱的精神。虽然抱有亏欠，但他仍然说道：“虽然有遗憾，但我的选择是有意义的。”这一句话感动了同行的所有人。在优秀的援疆干部的带领下，喀什二院也成功评为三甲医院，在不断地更新管理之下，建立成了南疆的医学高地，解决看病难、看病远等问题。不仅仅是陈麒医生，其实每个援疆医生都有舍小家为大家的崇高品质，在他们穿上白大褂的那一刻，即是为救死扶伤，即是为医院发展，地区发展。身为同是医学生的我们，这一次次的采访，了解各个优秀干部，着实从他们身上学到了很多，不单单是专业方面的指导，更是从他们身上体现出来的卓越品质，更值得我们去学习。

真情请缨援疆行，酌酒话别别样情；援者倾注非寻常，疆民信赖任纵横；晓星几点希纷繁，明月一弯盼满盈；大医精诚苦中乐，义无反顾心志恒。这群胸怀大志的人们，在这片美丽的热土上，洒下他们的种子，组建带不走的援疆成果。这次的喀什行，不仅感受到新疆的风土人情，更感受到了干部们砥砺前行奋发有为的作风。这次的喀什行，我定牢记于心，付诸于行，为能奉献自己的一份力而奋斗。

★陈诺

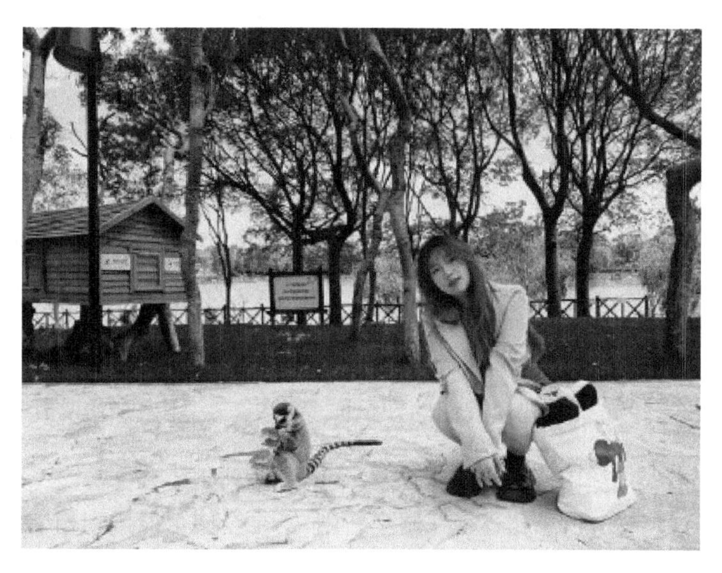

躬行实践，众志成城，勤学好问，妙手回春

阿卜杜乃比·伊米提　临床医学院2020级临床本科4班

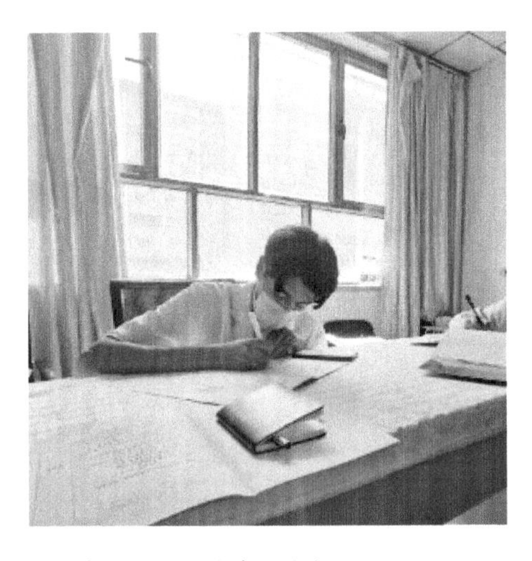

★阿卜杜乃比记录采访要点

在我看来这是一次非常具有积极意义的活动，不论是对我们自身知识面的拓展，还是对自己各项能力的提升都十分有利，也有相当大的推动作用。

通过参观百年喀什馆，了解到了我这个喀什本地人都不曾听过的关于喀什的历史故事。馆内收藏有各种各样的历史文物，体现着以前喀什人民生活的蜡像栩栩如生，逼真的蜡像和塑造的环境仿佛令人置身于当年的老喀什，从被外来侵略者压迫的人民形象，到各民族人民团结互助、安居乐业的景象，再到如今飞速发展繁荣的喀什，使人禁不住感叹祖国的强大和社会主义的正确性。作为本地人，没有比目睹自己家乡一步步欣欣向荣更幸福的事吧。

如果参观使我们的知识面变得更广，那么采访喀什地区第二人民医院锻炼了我们的交流能力、社交能力和团队协作能力。通过参观，我们了解到医院的信息化程度在整个新疆，甚至全国都能排到相当靠前的位置。当然，

这离不开援疆计划和上海诸多医院的援助，有了援疆计划，喀什二院才得以这么快速进步。通过采访医生，我们体会到了要成为一名合格的医生，不仅仅需要掌握现在的专业知识，而且还需要我们与时俱进，不断地刷新自己的知识面，再把所学的运用到实践当中去，若作为医学生的我们能够用医学知识挽救生命，便不负毕生所学。

总之，这次活动一方面唤醒了我对家乡的贡献精神，另一方面激发了我对医学的追求热情。我作为新一代的医学生现在能做的只有一步一个脚印的，脚踏实地的完成现有的课程，为以后的实践操作打下厚实而强大的基础，为实现自己的医学梦想而努力，为完成自己治病救人的使命而奋斗！

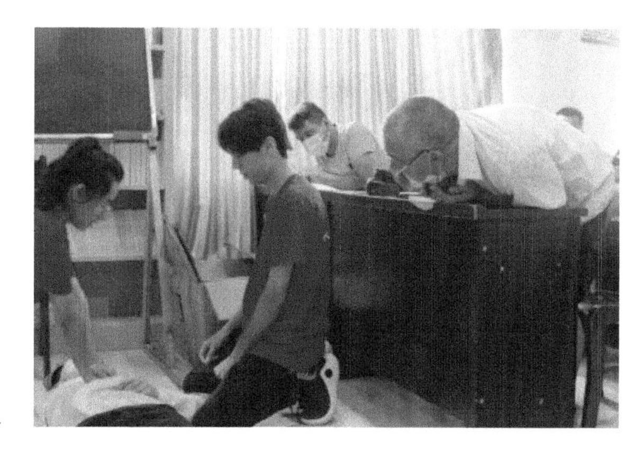

★阿卜杜乃比为居民演示急救

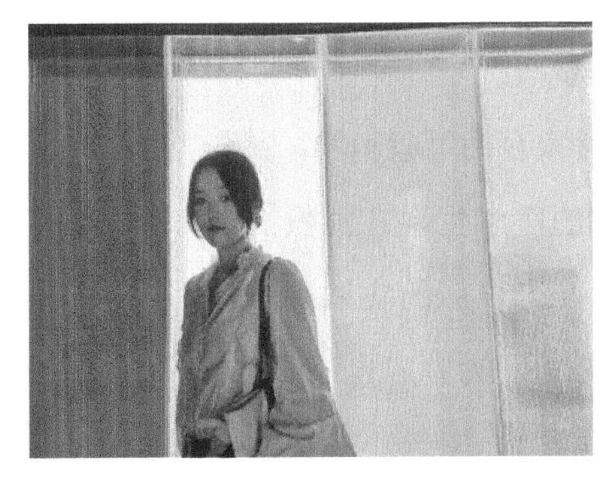

★韦亚宁

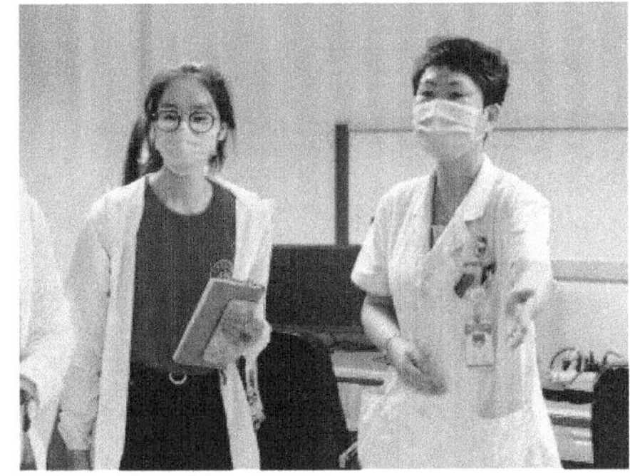

★韦亚宁采访喀什医生

走得再远都不能忘记来时的路

韦亚宁　医学影像学院 2019 级医学影像技术本科 4 班

5665 公里的距离，8 个多小时的航程，我们跨越了祖国的山川河流，从繁华现代化的上海来到了古老又极具魅力的喀什。在这里，我们走近援疆医生，在前辈们“医”路走来的经历中，学习医者职责与奉献精神；深入当地社区，普及急救知识，进行党史宣讲，希望能为社区居民的医学常识普及和党史宣传贡献一份绵薄之力。万分有幸，在此次喀什之行中，我们的收获远比预期的要多得多，“口述援疆，白衣传承”的社会实践不虚此行！

“走得再远都不能忘记来时的路”。这是我在上海对口援疆工作前方指挥部展厅看到的一句话。在展厅的参观结束后，我才逐渐领悟到这句话的深意，从 1997 年起直至今天，一批批援疆人传递着医者大爱的火把，将“为喀什医疗事业造血”的初心传承至今，无论是前方指挥部，还是冲在前方的援疆人，任凭数年过去，他们心心念念为喀什谋发展，为喀什人民谋幸福的初心从未更改，走得再远也没有忘记来时的路！这也让刚踏上医学道路没多久的我内心深受感动，我的路还长，但无论走多远，都不能忘记医务工作者“健康所系，性命相托”的庄重责任，不能忘记“竭尽全力除人类之病痛，助健康之完美，维护医术的圣洁和荣誉，救死扶伤，不辞艰辛，执着追求，为祖国医药卫生事业的发展和人类身心健康奋斗终生”的使命。

在与援疆医生的访谈中，我就像是经历了一次思想与心灵上的洗涤，不同的援疆医生有着不同的性格，也有着不同的为人处世之道，在这些在医学道路上走了许久、历经磨难的老师们，他们的阅历、毅力与内心的坚守都让我为之感慨与钦佩。从他们每一个人身上我都能深深感受到书本上描述的悬壶济世、救死扶伤的医者形象一个个都鲜活了起来。无论是处事雷厉风行、坚守自我的辜臻晟医生，还是面对困境、苦中作乐的马剑英医生，还是在科室发展中恩威并施、严厉的陈麒医生，在工作与困境面前都呈现出一种源源不断的生命力，但也正是这样一位位看似刀枪不入的铁汉形象，也有着铁汉柔情的一面，也会因提起一位失明的小女孩患者而潸然落泪，也会因为愧疚未能陪伴妻子做乳腺癌手术而眼含热泪，这种刚强与柔情的强烈对比深深震撼了我，我想这或许就是每一位医者“感同身受，换位思考”的细腻情感流露。这也让我深深意识到，我不仅仅是要成为一位技术高超，业务能力超强的医务工作者，而是要把“有时去治愈，常常去帮助，总是去抚慰”运用到实际中，在与他人交流中站在对方角度考虑，做到感同身受。只有做到这些，我与冰冷的医疗仪器才有了本质的区别，才有了人性的温度。

就像在百年喀什馆中标语说的那样“我们要像石榴籽一样紧紧相抱在一起”。在这座中国最西端的城市，无论是城市发展、医学进步，还是中华民族的伟大复兴，都不是轻轻松松、敲锣打鼓就能实现的，在这个过程中势必需要喀什人民与各地人民的共同配合与拼搏努力。作为其中的一颗石榴籽，我们也在尽力发挥着我们的责任与义务，在社区的急救培训和党史宣传中，当地居民们积极的反响和灿烂的笑容，也让我们动力十足，所有的前期努力都幻化成一张张满意的笑脸融入心头，顿时倍感骄傲。虽然这一举动可能与援疆队伍的伟大成效相比有些微不足道，但我仍相信源源不断的一滴滴雨水终能汇成汪洋大海，在不久的将来，我们也能扛下援疆的大旗，星星之火，代代相传！

天山雪松、绿洲白杨、戈壁红柳、沙漠胡杨，与这片美丽的土地上，我们在学习中感悟，在实践中成长，不悔此行！

“受助者”成长为“助人者”

凯赛尔·艾山　临床医学院 2020 级临床本科 4 班

这次社会实践，同学和老师不远万里来到喀什开展活动，为期八天的活动中感触很多。在采访陶晓明院长的过程中。陶院长向我们说道在援疆过程中令他印象最深的是进行高考保障工作时，一位女生在考场晕倒，但陶院长冷静判断、大胆分析，使这位女生基本恢复，继续参加了高考，此外在喀什第一次疫情暴发时，陶老师面对紧急的现场态势，沉着冷静地做出了决策和相关部署，直接遏制了病毒在院内的传播，陶老师冷静扛起压力，担起责任的工作方式和态度，值得同学们敬仰和学习。

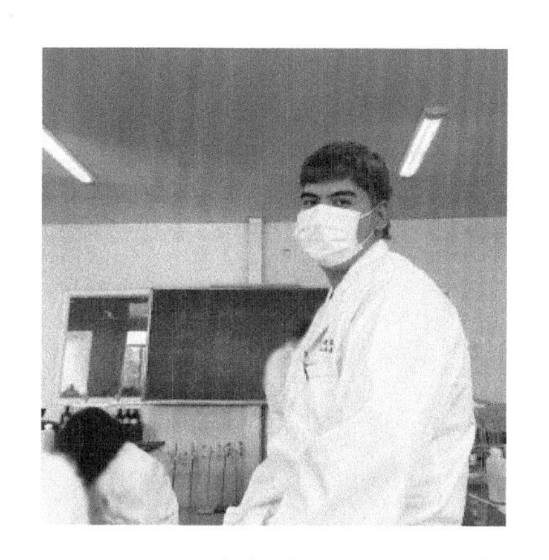

★凯赛尔为居民发放急救包

2019 年我还是即将步入高三的学生，暑假期间在喀什二中见到来自“医者天下、健康同行——上海健康医学院赴喀什医疗服务文化交流团”的师生，他们传授的心肺复苏技能非常实用，我坐在第一排，听得很认真，从小就立志要像妈妈那样做一名救死扶伤的医生，这次特殊的讲座，让他记住了这个校名：“上海健康医学院”经过刻苦努力终于考上了上海健康

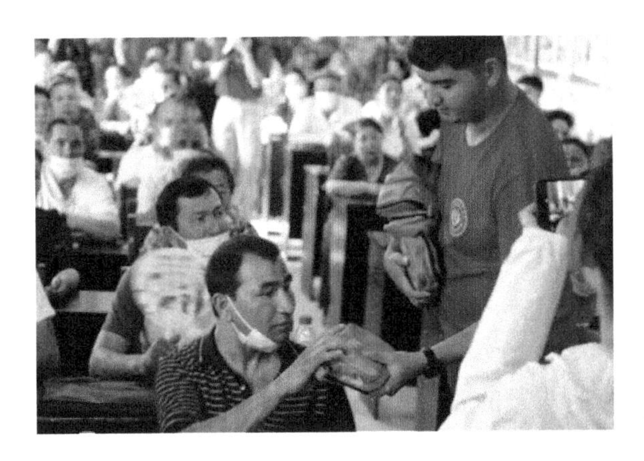

★凯赛尔为居民发放急救包

医学院，这次跟着团队参加了社会实践活动，两年前，我坐在台下聆听，学到了很多；两年后，我站在台上宣讲，能为家乡人民做点实事，我非常自豪！

此次社会实践团队为更好服务喀什地区群众，特别运用普通话和维语在社区内开展了宣讲活动，以红色为主题见证党的伟大征程，见证中国共产党成立这一开天辟地的大事件。

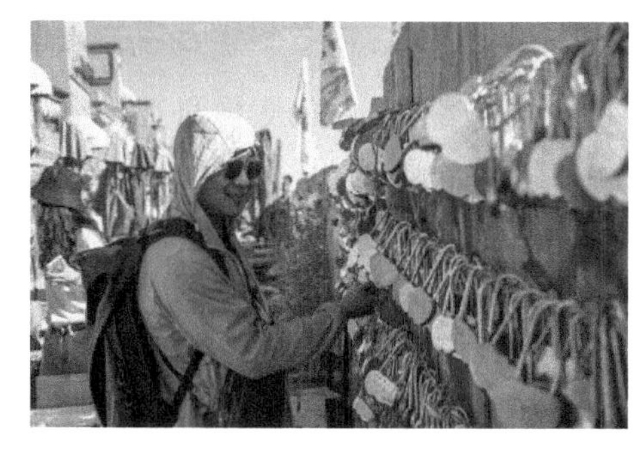

★李建博

听到的新疆

李建博　医学影像学院 2021 级影技专升本班

为期八天的喀什暑期社会实践转眼间就结束了，在这八天中，最令我印象深刻和有感悟的要数在喀什二院参观和采访的日子了，由于时差，我们每天都是早出晚归，但每一天都很充实。

喀什二院的行程总共有两天，主要分为参观和采访两部分内容，在喀什二院院长的带领下，我们先是参观了喀什二院发展的展架，从创三甲到现在，喀什二院经过一批批援疆干部的努力和当地医务人员的不懈奋斗，取得了非常大的成就。目前正在进行援疆的是上海市第十批第一轮喀什二院援疆医疗队员，总计 20 人，均是来自上海市各大三甲医院顶级学科，具有丰富的临床和管理经验，截至 2021 年 6 月底，已经累计诊疗 6907 人次，接诊危重症病例 1337 人次，查房 39443 人次，开展手术 852 台，其中Ⅲ级手术 406 台，Ⅳ级手术 352 台，引入新技术 53 项，院内会诊 502 次，院外会诊 149 次，开展义诊 125 人次，接诊病例 1000 余人次，带教 1380 人次，开展讲座 256 次，承接自治区课题 11 项；在人民网、上海援疆、喀什二院、新民网、新浪网、腾讯网、搜狐网等各类媒体刊发宣传报道 229 篇。

在对喀什二院各科室参观的过程中，我重点关注了影像技术科，比较特色的是喀什二院的影像科整体构造，采用的是中间操作，四周检查的布局，大大减少了空间浪费和人员拥堵的情况，并且有部分重要的CT采用了即拍即阅的方式，将阅片医生的办公桌放在了技师旁边，有了充分的沟通，无论是在拍片的重点还是患者取得报告的时间上都有了很大的改善。

采访的时候我们小组分配到了原上海华东医院，现任喀什二院副院长的陶晓明老师，喀什二院麻醉科副主任王艳老师和眼科医生木扎帕尔，通过采访，给我感触最多的就是陶晓明老师了，他为人亲和，在我们沟通的过程中，重点讲到了自己保障高考时勇担责任给考生参加考试的机会的故事和喀什地区第一次疫情暴发时，喀什二院发现第一例患者的现场处置情况，这两件事都给我留下了深刻的印象，从陶老师身上看到的责任和担当，沉着冷静，我想这应该只是所有援疆干部的一个小的缩影。从王艳老师口中对这一批批援疆干部的感谢和赞扬，我们又看到了作为当地人对待上海援疆的看法和态度，也确实改变了很多人。

通过这次社会实践，我深刻地感受到了每一位援疆人都具有自己优秀的品格和闪光点，正是这样一批批援疆人的不懈努力，是这些人“舍小家、为大家”的精神，才有了如今喀什地区的发展，我们当代青年也应该向他们学习，在学习专业知识的同时，立志到祖国最需要我们的地方去，为实现中华民族伟大复兴的中国梦而贡献自己的力量。

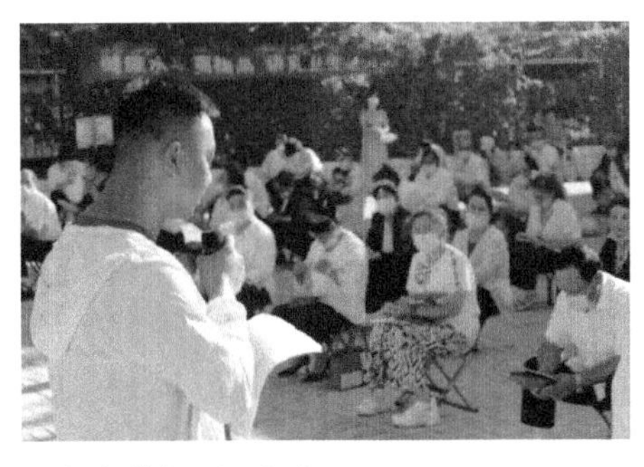

★李建博在现场演讲

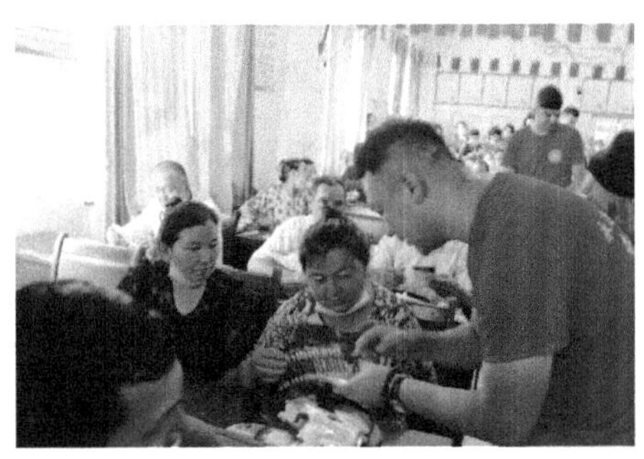

★李建博向居民讲解

医学生历练与传承

夏依玛·买买提吐尔逊　临床医学院2020级临床本科4班

在2021年，我很荣幸能与优秀的教师和同学们一起参与“口述援疆，白衣传承”暑期社会实践活动。在此次活动中我受益匪浅，有了许多感悟。

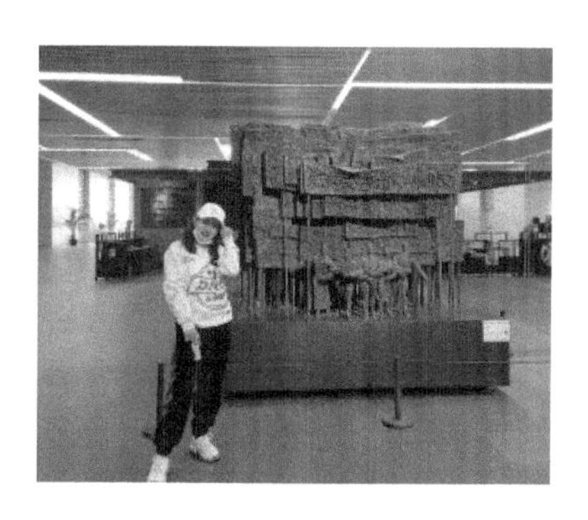

★夏依玛·买买提吐尔逊

首先，我们一起参观了上海对口支援新疆工作前方指挥部展厅，了解并深入学习了先后十批次援疆干部人才“接力”援疆，无私奉献的真实记录。我在参观过程中，尤其对第八批援疆干部人才有了感触：我是土生土长在喀什市本地的并且是喀什定向班的医学生，了解到在吴韬院长和其他援疆干部人才的带领下，喀什第二人民医院成功打造成三级甲等医院，在此过程中援疆干部人才夜以继日、全心全意地投入到创三甲工作中，提高喀什二医院医疗水平，让当地百姓不出“门”就能享受上海援疆专家的问诊与治疗。在此次参观中，让我有了坚定理想信念，练就过硬的本领，用自己的力量为喀什本地医疗事业贡献一份力。

其次，我们前往参观爱国主义教育基地——喀什百年馆。在解说员的讲解下，我切身感受党在创建初期所经历的坎坷与磨难，让我有了不断汲取新的前进动力。尤其在“民生巨变·追逐未来”的这个单元的参观中我有了新的感悟：新中国成立后，在伟大的中国共产党的领导下，喀什地区完成了土地改革和基层政权建设，使喀什地区各族人民摆脱了世代饱受剥削压迫之苦，真正翻身做主人。历届党和国家领导人多次到喀什考察，鼓励和带领喀什各族人民群众走上社会主义道路。我看到喀什当地照片墙中，从他们洋溢着的笑容中真正感受到了在中国共产党领导下喀什各族人民和睦相处、安居乐业，各项事业欣欣向荣。

最后，我们到喀什二医院采访援疆干部人才。很庆幸我们能有这样一个机会让我们面对面与援疆专家交流，体验提高贫困地区医疗水平的伟大工程，能更好地学习专业知识、传播正能量，为建设家乡医疗水平而不懈努力。给予医学生的寄语也更让我感觉是一位语重心长的长辈对孩子的嘱托与期望：坚持，认真，脚踏实地，鼓舞医者认真学习这些先进典型坚定理想信念、敢于挑战困难、展现医者大爱的精神。

通过一周的暑期社会实践，我切身感受到未来我回到我家乡更要为当地医疗事业献出一份力，不辜负家乡人民和学校的期望，做好民族团结的“促进者”，援疆政策的“宣传员”，传承援疆精神，无私奉献，练就过硬的本领，坚定理想信念，牢记中国健康人的使命。

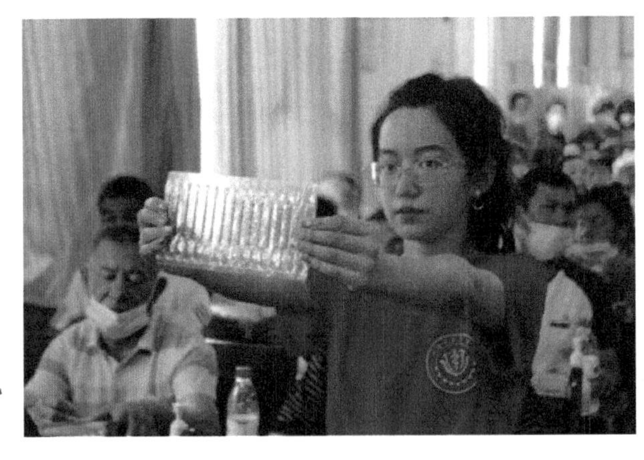

★夏依玛为居民讲解急救包里面的物品

红色之旅——新疆之行

马达　护理与健康管理学院 2018 级本科护理 1 班

2021 年，我有幸成为“口述援疆，白衣传承”暑期社会实践项目的一员，本次前往新疆的经历让我深有感触。

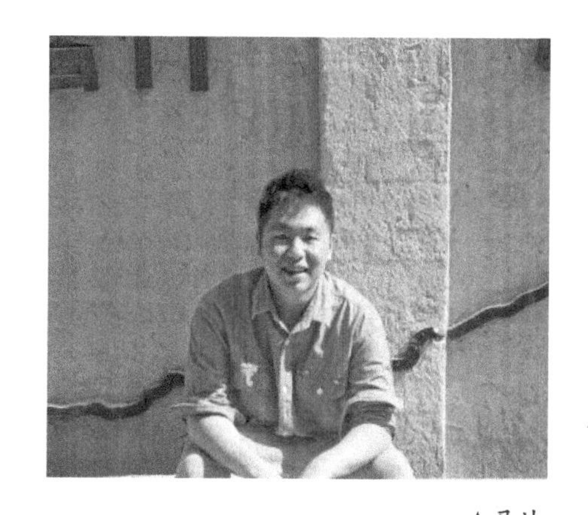

★马达

作为一名从小生活在城市当中并且从未出过远门的普通学生来说，本次跨越几千公里，来到美丽的南疆喀什对我来说无疑是一场巨大的挑战。但当我抵达了喀什机场时，我就感受到了当地居民的热情以及那里的美丽风光。

我们的第一站是前指，那里记载着历届援疆干部的感人事迹以及自从上海开始定点援助喀什之后喀什的改变。“五十六个民族是一家”在领略了那么多鲜活的数字后，我头一次感受到这句话的力量与温度。是啊，我们的目标是全国所有人，所有民族共同进步。在上海持续援助新疆后，由我们学校辅助的喀什二院成功成为了一所三甲医院。同时习近平总书记提出了“长期建疆”的方向后，我也可以预想到，以经济实力强大的上海来带动经济实力没那么强的新疆，终究会让新疆所有居民过上更好的生活。

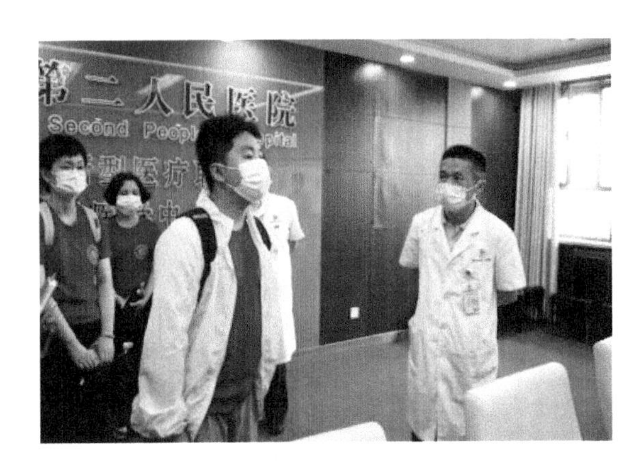

★马达参观喀什二院

同时，当天，指挥所的老师也热情地为我们进行讲解，让我们了解到，现在安全发展健康的新疆是我们的前辈不断贡献自己的知识以及力量所换来的结果。援疆的大部分团队都是医疗团队，为新疆的健康生活带来了不断的生机。老师提出的一组组数据让我们体会到新疆的这一步步走的有多艰辛，也是更坚定了以后有机会一定要来喀什帮助当地居民的决心。

之后我们去了社区去宣教。当我们来到社区时，我们就被他们那里的热情所包围。虽然我们的语言不相同，但是我能感受到他们发自内心地欢迎我们。我们在那边和新疆本地的同学一起为他们演练了急救的知识以及紧急包扎止血的要点，他们也都十分认真地学习了，让我体会到他们对医疗知识的渴望。

援疆不只是这两个字这么简单，它更大的包含了国家对于边疆，对少数民族的那一份关怀。是为了维护民族共同发展的一步大旗。在我看来，只要我们付出自己的真心去服务，去引领，去指导。这是一件相互学习的事情，不能一味地套用既有的成功经验，还要结合当地的情况去详细地进行考虑，要让喀什成为一个具有当地特色的较为发达的边疆城市。

本次的新疆之行，我收获很多，希望下次能有机会成为援疆团队中的一员！

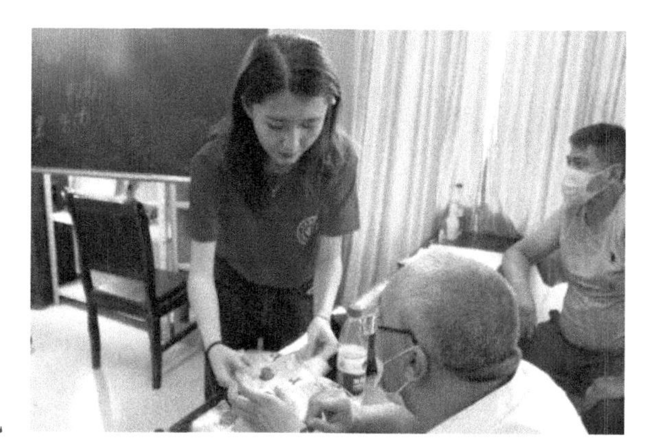

★迪丽萨尔为居民展示急救包

精诚团结　任重道远

迪丽萨尔 · 麦麦提吐尔逊　临床医学院 2019 级临床本科 4 班

我们的社会实践活动圆满地结束了，很幸运能够参加这次的活动。在为期八天服务实践活动中，不仅让我有了一次成长和锻炼的机会，也让我更深切认识到了“民族团结”这四个字。

在上海对口支援新疆工作前方指挥部展厅，真实记录了自 1997 年起，先后十批次 1093 名援疆干部人才“接力”援疆，无私奉献的事迹，使我了解到了援疆过程中新疆的发展和变化，以及这么多年来深厚的沪疆友谊。而在参观喀什百年馆的过程中，喀什在历史长河中的发展变迁，让我感受到了有一个正确的领导方向是多么的重要，是中国共产党的正确领导才使喀什有了今天的繁荣面貌，使得更多的人富起来、强起来，并营造了当下这个民族团结、和谐发展的大氛围。

此外，我们还去喀什地区第二人民医院进行了参观学习，并采访了多位援疆医生。这使我对喀什二院有了更新的更为全面的了解，是援疆医师和本地医生的坚持奋斗才有了今天的喀什二院，让我也为喀什二院的未来充满着期待，也希望在将来我能通过自己的努力能够成为这其中的一员，为喀什的医疗事业尽自己的一份绵薄之力。

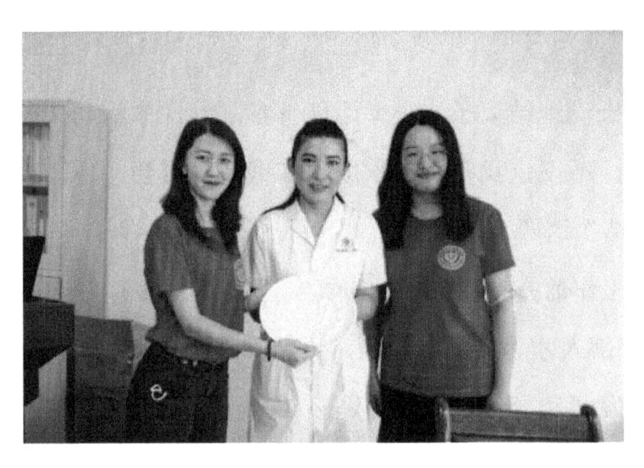

★迪丽萨尔与当地医生合照

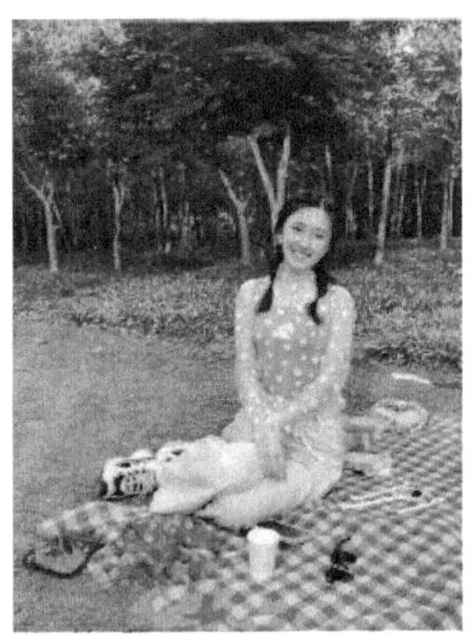

★迪丽萨尔

丈量南疆热土，感悟援疆医疗

周紫宜　医学技术学院 2019 级医学检验技术本科 4 班

新疆喀什，这个熟悉又陌生的名字，有幸通过本次“口述援疆，白衣传承”暑期社会实践活动让我对它有了深刻认识，揭开了神秘的面纱。为期八天转瞬即逝，我们团队通过三个方面进行实践。

“口述援疆，白衣传承”本次出发前就与团队拜访了第七批援疆医疗队的熊肇明主任，他作为当时的二院院长，通过他的回忆，首次在我脑海中出现了二院的蓝图。临危受命担重任、从新开始搞建设、男儿有泪不轻弹，处处都感受到申请三甲医院的艰辛与不易。同时我还在喀什采访了第十批援疆医疗队陈麒医生，我十分敬佩他连续参加医疗队，虽然家中孩子尚小、妻子病重，但是他为了喀什的中医能够有所发展，坚定不移地留下来培养人才。在采访的过程中，医生们都回忆起了当初的岁月，默默擦去泪水，为我们讲述前辈们的拼搏故事，我为这份情谊所感动，更是他们的坚持激励着我，要用自己所长帮助人民。

健康科普　技能提升

团队走访了喀什东湖街道多来提巴格路社区、西域大道街道努尔巴格社区，进行急救小品演绎，心肺复苏操作演示，急救包发放讲解。用普通

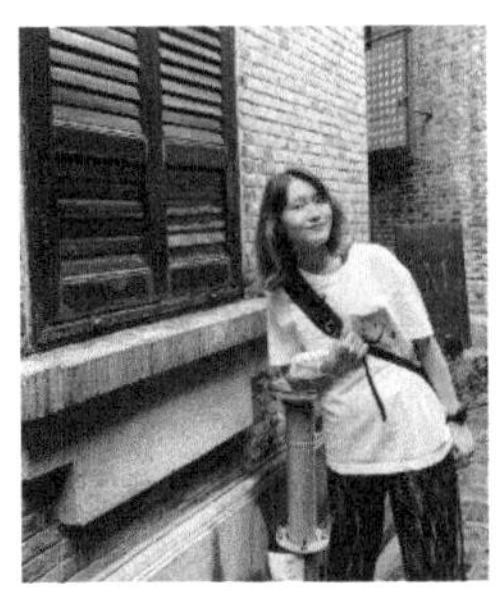
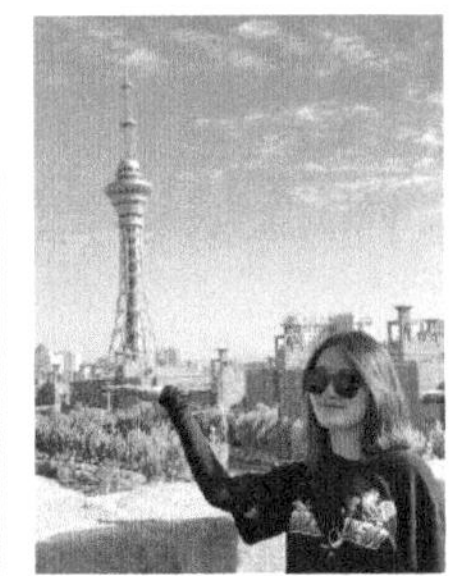

★周紫宜生活照

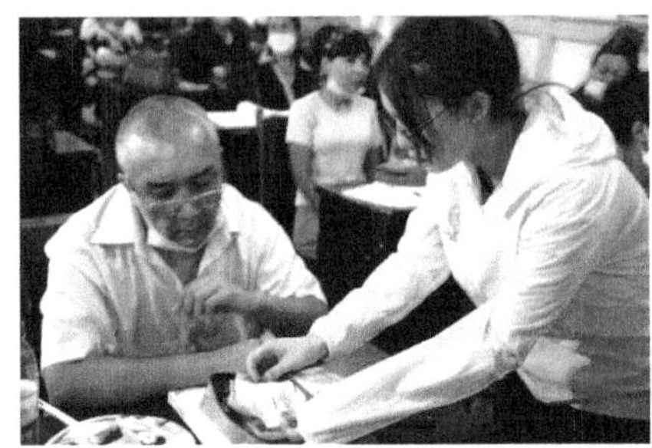

★周紫宜为居民展示物资包

话和维语进行双语科普。虽然有很多上了年纪的老人听不懂普通话，但是我们通过肢体语言手把手地教授他们三角巾使用技巧，用微笑来化解语言障碍。其中有一位老爷爷令我印象深刻，他在科普结束后特意来找我说非常感谢，他回去可以把今天的知识教给他的家人们，能够第一时间保证自己的安全。我十分欣慰能够得到他的高度评价，作为医学生救死扶伤是我们的使命，我希望能够在日后的生活中为更多人民带去有用的健康知识，尤其是偏远地区，尽力消除地区差异。

党史宣讲　沪喀友谊

此次社会实践还让我更加了解喀什当地红色文化，在我面前的是一座历史悠久的特色古城，它是东西方交流的要道。在党的领导下，全国各地对新疆进行对口援助。上海自 20 世纪 50 年代年代开始援疆，包括医疗、教育、经济、人才等。与此同时，我们团队也进行了党史宣讲，讲述了上海红色教育基地四行仓库、一大会址等背后的故事。通过对彼此的了解认识，加深民族团结。

“口述援疆，白衣传承”暑期社会实践团队是集合传承、科普、实践为一体的团队，正是在实地走访的过程中我们见识了祖国的幅员辽阔，回忆了援疆的奋斗历程、团结了民族的历史文化。

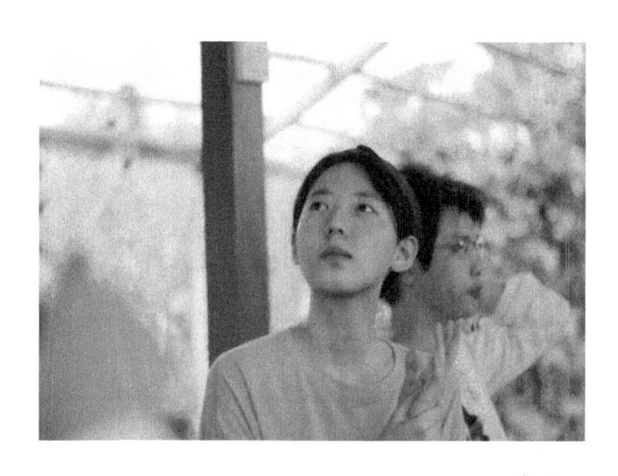

★朱佳怡

坚定初心，不负韶华

朱佳怡　护理与健康管理学院 2019 级护理本科 4 班

此次“口述援疆，白衣传承”暑期社会实践活动让我看到了援疆计划带给喀什，带给喀什人民的巨大改变，从无到有，援疆专家们带领喀什地区第二人民医院每个科室具体到人有了自己擅长的领域，为更多医护人才提供了更多宝贵的学习机会，为更多求医患者提供了更加精准的治疗。

在参观基地的过程中，我看到了一批批援疆医疗队队员们为喀什人民美好生活作出的一系列努力，从一张张老照片对比中能感受到援疆计划从无形到有形中改变着喀什人民的生活，而我也前所未有地坚定了我的医学初心，救死扶伤，让更多的百姓免受疾病的痛苦折磨，为社会、为国家贡献出我的绵薄之力。

援疆计划一直是充满挑战的，在采访过程中听到医学前辈们的分享，听到他们一步步脚踏实地为喀什地区第二人民医院争取到更优越的医疗环境、更精准的医疗设施时，我切身感受到了他们在初期所经历的重重挑战，如今的优越环境离不开前辈们夜以继日的坚持。不忘初心，牢记使命，此次喀什地区实践活动让我生动的上了一节党史课程，在党的领导下，各民族之间更加紧密的联系在一起。

一代代人为中国的发展画出了浓墨重彩的一笔，在今后的学习与工作当中，我会牢记作为医学生的使命与担当，向先辈学习，领悟并切实履行时代赋予的责任，不谈空话，只做实事，用行动彰显新时代青年的风采，坚定决心，不负时代韶华。

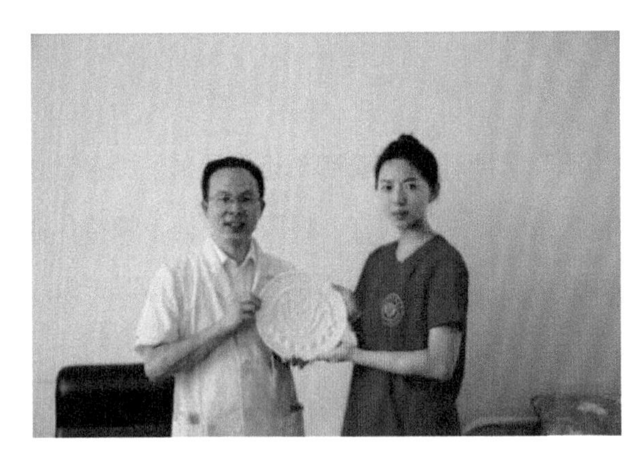

★朱佳怡与援疆医生合照

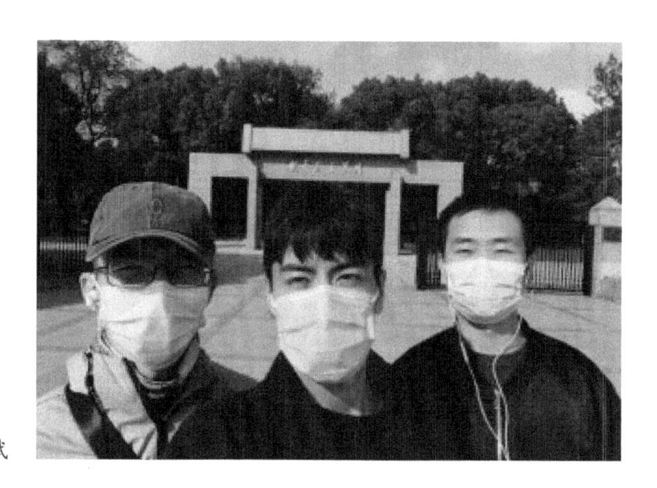

★右一为柴智斌

与优秀者同行，激励我前进

柴智斌　临床医学院 2020 级临床本科 4 班

这次暑期社会实践活动是团委带队的，老师和同学们不远万里来喀什开展活动，我有幸成为了这个团队中的一员，在社会实践活动中，我感触很多。

我感受最深的就是我在采访援疆专家时与他们的交流。在采访周赟主任时，从他的教学思想中领悟到了很多。一个人想进步，就要学习新思想，掌握新技术，这两者间最重要的就是思想的转变。一个人只学新技术而无新思想，是不能得到长足的进步的；若一个人不断学习新思想，则新思想会鞭策他不断去学习新技术。我从周赟主任的身上学到了自主学习、终身

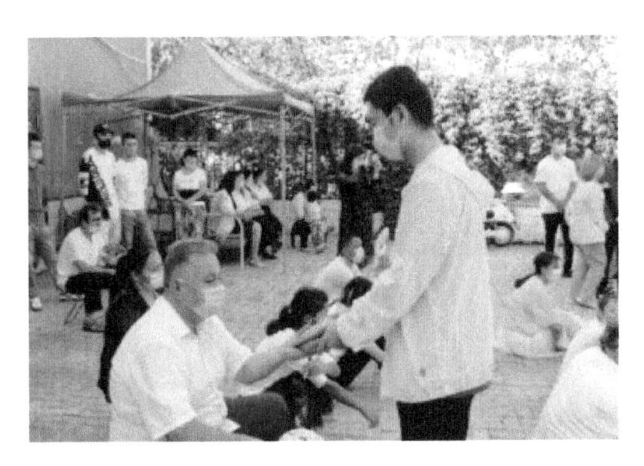

★柴智斌为社区居民发放急救包

学习的思想。在日常的学习中要从“老师带着学转变为自己主动学”，而这种自主学习的思想正是鞭策我不断前进的不竭动力。

这支团队是一支很强的团队，我从团队中其他成员身上也学到了一些东西。他们有人擅长拍摄、剪辑，有人的交流沟通能力很强，但最重要的是我看到了老师和同学们工作时认真的态度。他们大到可以为活动的先后顺序讨论许久，也小到可以为一张照片的取光而费心布置。他们做事时的认真、仔细和从容还有对作品精益求精的态度都是我学习和努力的方向。

后 记

本书属于大学生社会实践教材之一。本书所收入的口述材料，全部由学生自采、自写、自编，并将这些在援疆医疗战线上的鲜活故事集结成册。郭永瑾、唐红梅、顾斐雯、马志波、克里比努尔·阿布都热依木、吕叶辉、汪菁、李若洋全程参与编辑过程，8位老师从联系对接、采访收集、采编校对等都进行了全程指导，为本册的编写倾注了极大的心血。同时14名同学深入扎实的调查、认真细致的整理，才使得本书有了详实的材料可供选择。编委成员陈诺、韦亚宁、陆徐凡、周紫宜同学则完成了汇总、采录、校对等工作。感谢所有指导老师和团队成员的辛勤付出，正是有了大家的努力，本书才能够迅速、高质量地完成。

在此，首先要对所有的受访医生表示衷心的感谢和崇高的敬意！调查之时为疫情期间，受访者百忙之中抽出时间接受我们的采访，声情并茂地讲述他们的援疆故事，许多医生讲到动情之处不禁潸然泪下。在面对我们的采访，医生都给予了极大的包容，主动将当年的材料赠与我们，一同回忆那段峥嵘岁月。这些真情实感的故事打动了我们，使我们更加坚定地走在医学道路上。其次感谢作为我校附属喀什二院，在此次实践过程中，周赟院长细致入微地带领我们参观并介绍二院发展历史。各科室主任也为我们介绍科室建设，为我们进行了良好的职业素养培训。并且我们有幸与喀什地区第一例新冠肺炎案例发现者进行交流合影，使作为医学院大学生的我们更加意识到医学的担当。与此同时，上海援疆前方指挥部何懿主任，在我们踏上喀什的那一刻就陪伴左右，对援疆工作重点进行了详细介绍，在座谈会上耐心解答我们的困惑，提醒我们在喀什的注意事项。还有接待我们到访的各街道书记，在炎炎夏日召集群众前来接受急救科普和党史宣讲，从前期的对接工作到后期的物资发放都给予了最大的支持。喀什群众也帮助我们一同进行维吾尔语与普通话的翻译工作。正是一线工作人员和喀什百姓的热情让我们不再羞涩，全身心地投入于社会实践。用双脚丈量喀什，用双眼见证喀什，用双手奉献喀什。

最后，本书的完成还得到了上海健康医学院校长吴韬、上海卫健委办公室主任何国跃的大力支持，帮助团队联络各批次援疆医务工作者，特别是在项目初期，助力我们推进落实工作，打开采访思路。并全程给予本书关心与支持，帮助团队顺利成书。本次社会实践，从生活起居到日常出行，从风土人情到医学素养，从文化历史到援疆发展，我们对于大美新疆的认识都从身边的每一位热情帮助过我们的同学、群众、援疆干部中获得。再次感谢给予我们帮助的每一位！

编 者

2021 年 8 月